Hecker · Liebchen

Aku-Taping

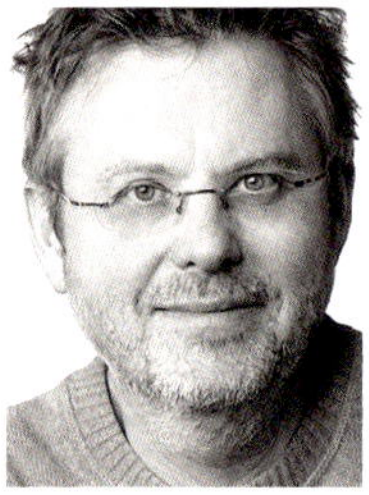

Dr. Hans-Ulrich Hecker zählt zu den international anerkanntesten Experten für Akupunktur und Chinesische Medizin. Durch seine vielfältigen Publikationen, die in zahlreiche Sprachen übersetzt wurden, trug Dr. Hecker maßgeblich zum Bekanntwerden der Traditionellen Chinesischen Medizin und ihrer Behandlungsmethoden in der ärztlichen Praxis bei. Seit 1990 gibt der Facharzt für Allgemeinmedizin, Homöopathie, Naturheilverfahren, Akupunktur und Ärztliches Qualitätsmanagement sein Wissen an interessierte Kollegen weiter: Der „Meister der feinen Nadelstiche" ist Leiter der Weiterbildung im Fach Akupunktur und Naturheilverfahren bei der Fortbildungsakademie der Landesärztekammer Schleswig-Holstein. Seit 1993 hat er einen Lehrauftrag für Akupunktur und Naturheilverfahren am Universitätsklinikum Schleswig-Holstein, Campus Kiel. Gemeinsam mit Dr. Kay Liebchen entwickelte er das Aku-Taping.

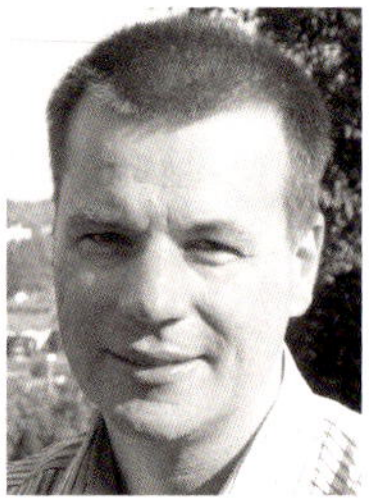

Dr. Kay Liebchen ist niedergelassener Orthopäde in Schleswig mit den Schwerpunkten Rheumatologie, spezielle Schmerztherapie, Akupunktur, Osteopathie und AkuTaping. Von 1997 bis 2004 war er als Oberarzt maßgeblich am Aufbau der Schmerzklinik Damp beteiligt. In den Jahren 1995 bis 2016 Dozententätigkeiten in Chirotherapie, Akupunktur und Osteopathie. Den Schwerpunkt seiner Tätigkeit stellen die Verknüpfung von Akupunktur mit Manueller Therapie und Osteopathie, Triggerpunkttherapie und Aku-Taping in der Behandlung funktioneller Erkrankungen dar. Dr. Liebchen ist gemeinsam mit Dr. Hecker Autor einer Vielzahl von auch international renommierter Fachbücher über das Thema Akupunktur und Aku-Taping.

Das Buch *Aku-Taping* erscheint in 4. Auflage und wurde bereits ins Englische übersetzt: *Acupressure Taping: The Practice of Acutaping for Chronic Pain and Injuries* (2007)

Dr. med. H.U. Hecker
Dr. med. Kay Liebchen

Aku-Taping

Wirksam bei akuten und chronischen Schmerzen und Beschwerden

Die ideale Verstärkung: Gitter-Tapes

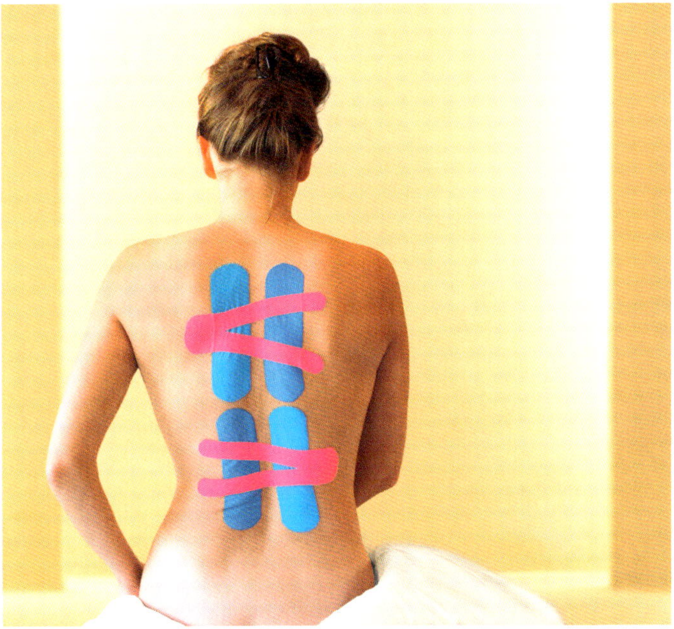

TRIAS

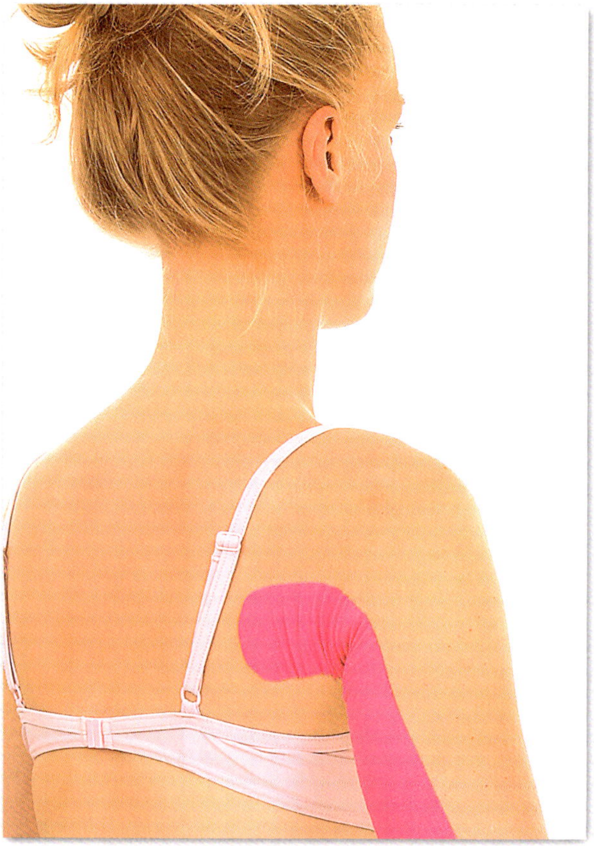

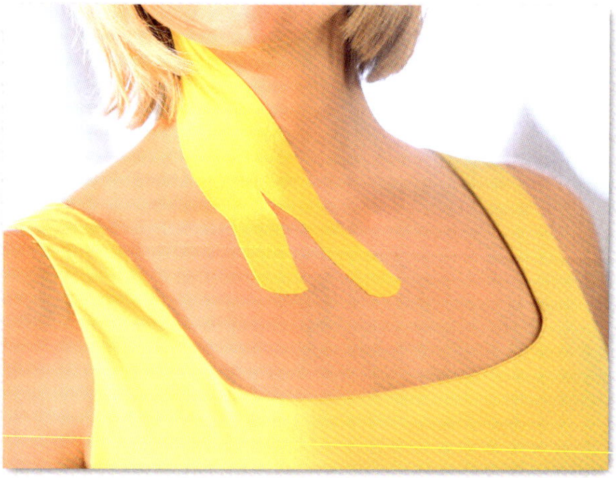

Auf einen Blick: Welche Tapes helfen wann?

Aku-Taping kann Ihnen bei erstaunlich vielen Beschwerden helfen. Einen vollständigen Überblick über alle Anwendungsmöglichkeiten und die zugehörigen Tapes bietet die Tabelle „Beschwerden von A – Z" ab Seite 44. Sowohl Aku-Tapes als auch die verstärkenden sogenannten Cross-Tapes sind darin verzeichnet. Hier finden Sie schnell und unkompliziert genau die Behandlung, die zu Ihren Bedürfnissen passt.

Übrigens: Taping wirkt nicht nur bei Schmerzen am Bewegungsapparat, sondern sorgt auch bei internistischen und nervösen Beschwerden (z. B. Verdauungsstörungen, Schlafstörungen, „Frauenleiden") für gute Behandlungserfolge. In der Schwangerschaft und Geburtsvorbereitung hat sich das Taping ebenfalls bewährt. Suchen Sie sich einen Tape-Partner und probieren Sie es aus – Sie werden schnell Erfolge erzielen.

Cross-Taping: Kleine Pflaster, die es in sich haben

Bei vielen Beschwerden lässt sich die Wirkung der Aku-Tape-Behandlung auf einfache Art verstärken: Durch das Auftragen kleiner gitterartiger Pflaster, den sogenannten „Cross-Tapes", werden ganz gezielt einzelne Akupunktur-Punkte stimuliert. Auch diese zusätzliche Behandlung ist ganzheitlich wirksam und praktisch frei von Nebenwirkungen.

Gut zu wissen: Die kleinen Verstärker werden immer beidseits der Körpermitte aufgetragen, also zum Beispiel auf dem rechten und linken Knie, auch wenn das „Problem" nur auf einer Körperhälfte auftritt. Die zu tapenden Akupunktur-Punkte können Sie dank der deutlichen Markierungen auf den Fotos ab Seite 102 leicht finden.

Vorwort zur zweiten Auflage

Ganzheitlich und sanft gegen den Schmerz: Aku-Taping hat sich bei einer Vielzahl von chronischen und akuten Beschwerden bewährt – sowohl therapeutisch als auch vorbeugend.

Wir freuen uns sehr über die weite Verbreitung, die das Aku-Taping seit dem Erscheinen der ersten Auflage dieses Buches erreicht hat – sowohl im Profisport und der Physiotherapie, als auch in der Laienanwendung. Im Rahmen der Akupunkturausbildung wird das Aku-Taping inzwischen an verschiedenen Universitäten und Fortbildungsakademien der Landesärztekammern gelehrt. Unterschiedliche Fachbücher weisen auf die Methode des Aku-Tapings hin und empfehlen die Anwendung.

Nach dem großen Erfolg des Buchs mit mehreren Nachdrucken und einer Übersetzung ins Englische haben wir uns entschlossen, nun eine deutlich erweiterte zweite Auflage vorzustellen. An dem bewährten Konzept und Aufbau halten wir fest; zu den bekannten und erprobten Basis-Tapes kommt jedoch ergänzend das Tapen mit den neuen gitterartigen Spezialtapes (z. B. Cross Tapes®, Cross Patch, Gitter Tape, Spiral Crosslings u. a.) hinzu. Dadurch können die Überlegungen der Chinesischen Medizin noch individueller in das Behandlungskonzept mit einbezogen werden. Auch das Therapiespektrum wird erheblich erweitert, wodurch sich das Aku-Taping noch deutlicher von anderen modernen Taping-Verfahren abhebt.

Auch die neue Ausgabe richtet sich an alle Menschen, die mit Schmerzen zu tun haben, also sowohl an Menschen, die unter Schmerzzuständen leiden, als auch an alle, die diese therapieren. Ihnen möchten wir mit diesem Buch eine einfache Therapiemethode vorstellen, deren Anwendungsgebiet sehr breit gefächert ist. Dem Schmerzpatienten bieten die hier beschriebenen Methoden des Tapings die Möglichkeit, den Prozess der Schmerzlinderung bzw. Schmerzheilung selbsttätig zu unterstützen. Dem behandelnden Arzt bzw. Therapeuten – dem Masseur, der Krankengymnastin, dem Physiotherapeuten oder der Chiropraktikerin – wiederum ermöglicht diese Form der Schmerzbehandlung, den Patienten aktiv in die Therapie einzubinden. Dieses Buch verstehen wir entsprechend gleichermaßen als Anleitung zum Selbsthandeln und zum praktischen Miteinander von Therapeuten und Patienten im Behandlungsprozess.

Neben akuten und chronischen Schmerzzuständen, bei denen sicherlich hauptsächlich eine Behandlung mit Aku-Taping und Cross-Taping angezeigt ist, lassen sich aber auch internistische Erkrankungen, gynäkologische Erkrankungen sowie Sportverletzungen sinnvoll behandeln. Eine weitere, erst jüngst entwickelte Möglichkeit des Aku-Tapings ist die vorsorgende Behandlung bei Sportlern und sportlich sehr aktiven Menschen. Hier hat sich das prophylaktische, also vorsorgende Aku-Taping entsprechender Problemzonen, zum Beispiel Schulter, Knie oder Sprunggelenk, bewährt.

Beachten Sie jedoch bitte: Dieses Anleitungsbuch kann und soll den Arzt auf keinen Fall ersetzen! Denn wie bei allen Therapiemethoden gilt: Unabdingbar ist die schulmedizinische Abklärung des ursächlich zugrunde liegenden Beschwerdebildes. Dies möchten wir hier am Anfang gleich betonen, da uns Ihr Wohl am Herzen liegt und eine unsachgemäße therapeutische Anwendung des Aku-Tapings durchaus eine schädigende Wirkung haben kann.

Keine Eigentherapie ohne ärztliche Diagnose!

Funktionelle Störungen können durch strukturelle Störungen verursacht werden. Genau hieraus begründet sich die besondere Gefahr der Eigenbehandlung ohne vorherige Diagnosestellung durch einen Arzt. Eine solche Eigenbehandlung kann dazu führen, dass die Erkenntnis der eigentlichen Krankheit, die möglicherweise der funktionellen Störung zugrunde liegt, gefährlich hinausgezögert wird. Deshalb gilt vor jeder Selbstbehandlung mit Aku-Taping der Grundsatz: Die Erstellung einer medizinischen Diagnose durch einen Arzt ist zwingend Voraussetzung für die Eigentherapie mit Aku-Taping.

Die Tapes, die wir Ihnen in diesem Buch vorstellen, werden entsprechend den schmerzhaften Arealen oder vorliegenden Einschränkungen geklebt. Die Anleitungen, wie die Tapes zu kleben sind, basieren jeweils auf medizinisch abgesicherten Erkenntnissen. So ist es auch dem medizinisch Unerfahrenen möglich, diese Therapie anzuwenden.

Suchen Sie sich einen Tape-Partner!

In der Regel benötigen Sie für das Auftragen der Aku-Tapes jemanden, der Ihnen dabei behilflich ist, zum Beispiel beim Kleben von Tapes auf den Rücken. Zudem geht jedem Tapen die Vordehnung voraus (siehe Praxisteil), bei der Sie oftmals eine Körperhaltung einnehmen müssen, in der Sie ebenfalls das Aku-Tape nicht selbst kleben können.

Das Tapen selbst ist sehr einfach. Die einzelnen Schritte des Tapens werden in diesem Buch genau erklärt. Entsprechend unseren Anweisungen wird es Ihnen nicht schwer fallen, die Tapes zu kleben. Dabei wird zudem auch „Ihr Therapeut“, also Ihr Tape-Partner bzw. Ihre Tape-Partnerin feststellen, dass diese Therapie hilft und nicht nur das, sondern dass das Tapen auch Spaß macht.

Dr. Hans-Ulrich Hecker
Dr. Kay Liebchen

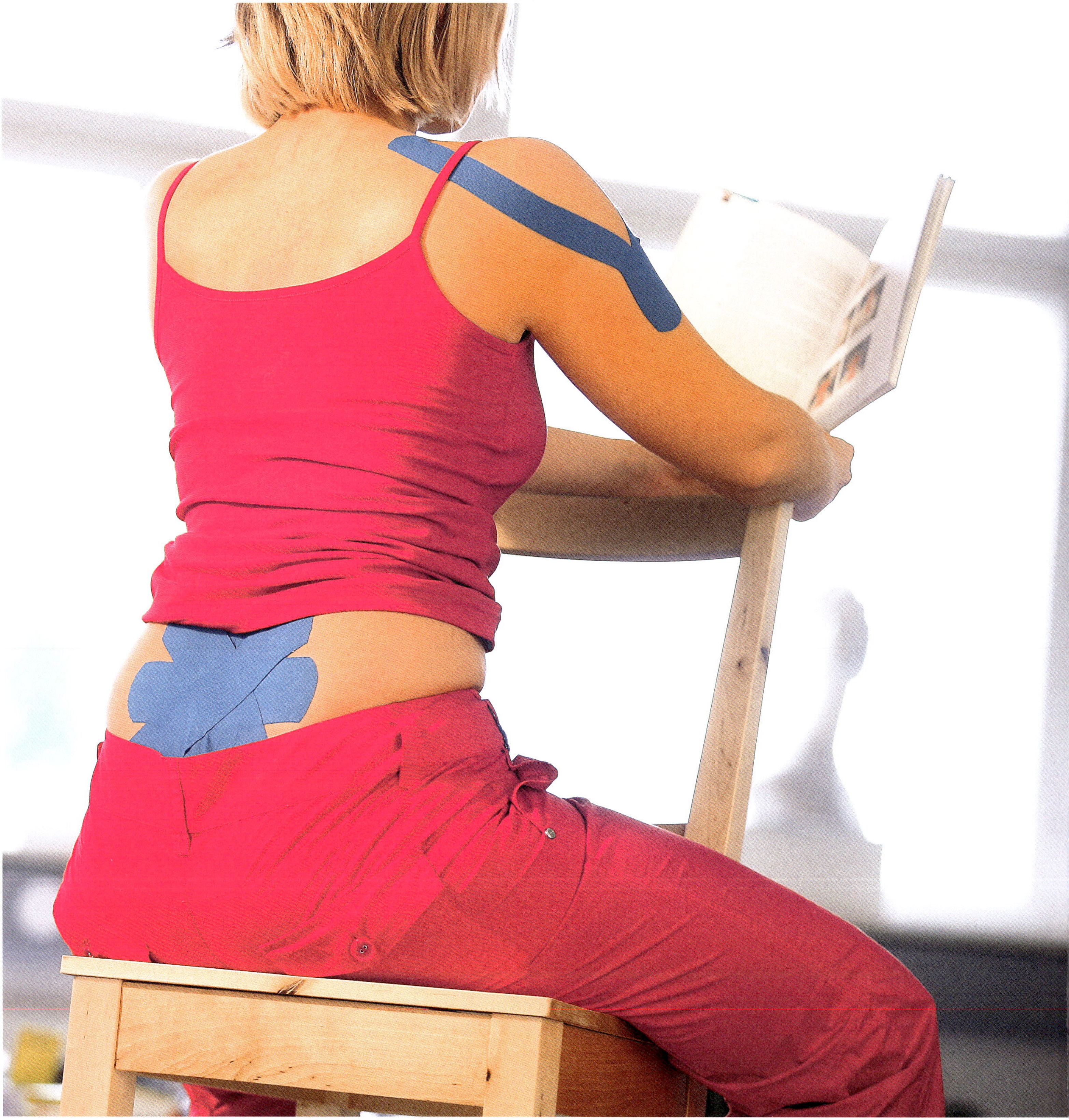

Was ist Aku-Taping?

Aku-Taping ist eine Weiterentwicklung des modernen kinesiologischen Tapings, und zwar auf Grundlage der diagnostischen und therapeutischen Prinzipien der Chinesischen Medizin und Akupunktur. Erfahren Sie auf den folgenden Seiten, woher das Aku-Taping kommt, wie es wirkt und wie es Ihnen helfen kann.

Aku-Taping: eine neue therapeutische Methode

Aku-Taping ist eine neue therapeutische Methode, bei der dehnbare Tape-Verbände gemäß den Grundlagen und Regeln der Akupunktur angewendet werden.

Die Bezeichnung Aku-Taping setzt sich zusammen aus Aku, dies entspricht der Abkürzung für Akupunktur, und dem vom englischen Begriff *tape* abgeleiteten Taping.

Schon der Begriff „Aku-Taping" verweist darauf, dass hier aus der Verbindung von Akupunktur und dem sogenannten Tapen eine neue therapeutische Methode entwickelt wurde.

Das Wesentliche dieser neuen Methode ist, dass die dehnbaren Tape-Verbände, die wir aus dem modernen Taping – auch „kinesiologisches Taping" genannt – kennen, entsprechend den diagnostischen und therapeutischen Prinzipien der Chinesischen Medizin und Akupunktur sowie den Erkenntnissen der Manuellen Medizin/Osteopathie geklebt werden.

Der Unterschied zwischen kinesiologischem Taping und Aku-Taping lässt sich also wie folgt erklären: Beim kinesiologischen Taping werden die Tapes hauptsächlich unter rein anatomischen Gesichtspunkten geklebt, das heißt unmittelbar im Bereich der schmerzenden Muskeln, Bänder und Gelenke. Beim Aku-Taping hingegen finden außer diesen anatomischen Gesichtspunkten zusätzlich die diagnostischen und therapeutischen Regeln der Chinesischen Medizin und der Akupunktur Berücksichtigung sowie die Erkenntnisse und Fertigkeiten der Manuellen Medizin/Osteopathie. Getapet werden hier also zum Teil auch Körperareale, die zwar vom Patienten selbst nicht als gestört empfunden werden, dennoch aber in ihrer Funktion beeinträchtigt sind und derart Störungen bzw. Schmerzen an anderer Stelle des Körpers verursachen.

WISSEN

Was bedeutet „Taping"?

Das Wort „tape" kommt aus dem Englischen und bedeutet Band, auch Klebeband. Taping bezeichnet entsprechend ein therapeutisches Verfahren, das mit Klebebändern oder Klebeverbänden arbeitet. Diese müssen dehnbar sein, um Bewegung zu ermöglichen. Denn gerade durch diese Bewegung wird die therapeutische, heilende Wirkung, also Schmerzlinderung bzw. ein schmerzloser Zustand, erreicht.

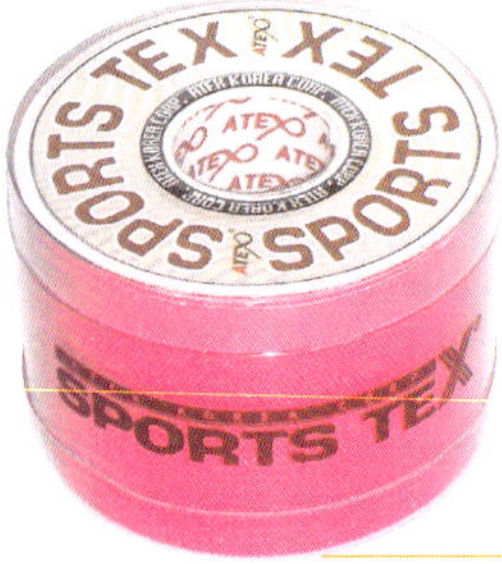

Die Grundlage: Taping nach Kenzo Kase

Das moderne Taping wurde Anfang der 70er Jahre von dem japanischen Arzt und Chirotherapeuten Kenzo Kase entwickelt. Neu daran war, dass Kenzo Kase mit dehnbaren Verbänden arbeitete. Das Tape selbst ist vor allem in seiner Längsrichtung dehnbar, eine geringe Dehnbarkeit liegt aber auch in seiner Querrichtung vor. Diese Tapes werden über vorgedehnte Muskel- oder Gelenkzonen geklebt. Werden der Muskel oder das Gelenk dann bewegt, bleibt die Haut am Tape-Verband haften. Derart kommt es zu einer permanenten Verschiebung der Haut gegen die Unterhaut und somit zu einer ebenfalls permanenten Reizung der darunter liegenden Muskel-, Bänder- oder Gelenkpartien. Im Gegensatz zum starren schulmedizinischen Tape, das über Ruhigstellung wirkt, wirkt das dehnbare Tape also über die Bewegung.

Kenzo Kases Taping zielt vor allem darauf ab, Störungen und Beeinträchtigungen der Muskel- und Gelenkfunktionen zu therapieren. Die Tapes werden entsprechend vor allem unter funktionell anatomischen Gesichtspunkten geklebt, also auf schmerzende Muskel- oder Gelenkzonen. Ein weiteres Anwendungsgebiet, etwa bei der Behandlung von Sportverletzungen, stellt unter anderem die Unterstützung des Lymphabflusses dar.

▼ Aku-Taping schränkt die Bewegungsfreiheit nicht ein.

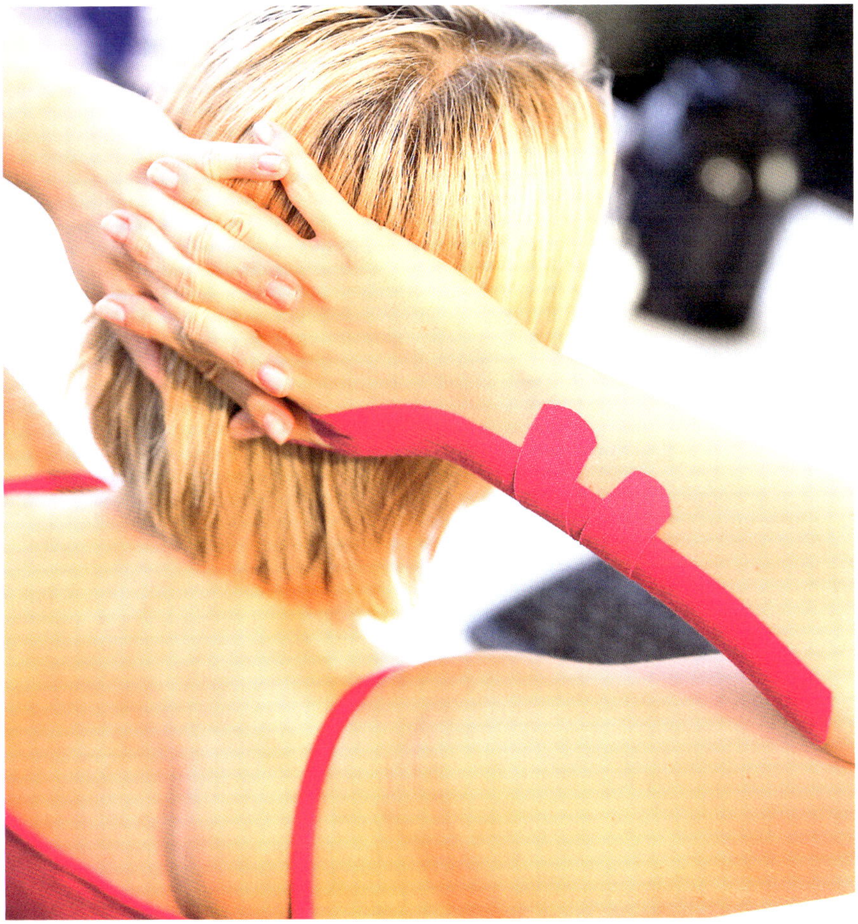

Worauf basiert Aku-Taping?

Aku-Taping basiert auf dem Wissen und den Erkenntnissen der Chinesischen Medizin und Akupunktur sowie der Manuellen Medizin/Osteopathie.

Das Wissen und die Erkenntnisse der Chinesischen Medizin und Akupunktur sowie der Manuellen Medizin/Osteopathie und somit auch die entsprechenden Behandlungsmethoden unterscheiden sich in vieler Hinsicht von denen unserer westlichen Schulmedizin. Dieses Wissen, diese Erkenntnisse und Behandlungsmethoden erfolgreich anzuwenden, erfordert eine zusätzliche, gründliche Ausbildung auf den genannten Gebieten und bleibt somit dem in diesen Bereichen spezialisierten Arzt oder Therapeuten vorbehalten.

In Verbindung mit den dehnbaren Tape-Verbänden, wie wir sie vom modernen Taping kennen, ist es nun aber zusätzlich möglich, dieses Wissen und diese Erkenntnisse in eine neue Behandlungsmethode umzusetzen, die eine ganze Reihe von Vorteilen bietet.

Somit verstehen wir Aku-Taping auch nicht als Konkurrenz zur Akupunktur und Chinesischen Medizin und auch nicht zur Manuellen Medizin, sondern als eine zusätzliche, sinnvolle Behandlungsmethode. Diese wird zum einen in vielen Fällen die Wirksamkeit auch anderer therapeutischer Maßnahmen erhöhen, zum anderen wird der Patient aktiv in die Therapie eingebunden, da Aku-Taping, wie erläutert, die Möglichkeit einer Selbstbehandlung bietet. Gerade Letzteres fördert ein positives, partnerschaftliches Behandlungsklima, das unserer Meinung nach für den Heilungsprozess ebenso wichtig ist wie die Behandlung selbst.

WICHTIG

Grundlagen und Anwendung des Aku-Tapings

Die Therapie durch Aku-Taping setzt umfassende Kenntnisse der Akupunktur und der Chinesischen Medizin voraus. Dies bedeutet, dass zur Durchführung des Aku-Tapings aus ärztlicher Sicht eine gründliche Ausbildung zumindest in Akupunktur, besser noch in Chinesischer Medizin, sowie gute Kenntnisse der funktionellen Anatomie und der Manuellen Medizin/Osteopathie erforderlich sind.
Die einfachen Basistapes des Aku-Tapings, die ähnlich denen des modernen kinesiologischen Tapings aufgetragen werden, sind jedoch auch für den Laien leicht anwendbar.

Der Einfluss der Chinesischen Medizin

Die Chinesische Medizin stellt eine 3000 Jahre alte ganzheitliche Heilmethode dar, die wesentlich durch die Aufzeichnungen der Gespräche des in China so genannten Gelben Kaisers mit seinen Leibärzten begründet wurde. Auf dieser Grundlage wurde damals ein in sich schlüssiges Konzept der Entstehung, Behandlung und Prophylaxe von Erkrankungen entwickelt. Zudem erhielten die verschiedenen Erkrankungen eindeutige Bezeichnungen, das heißt eine spezifische Nomenklatur, die die einzelnen Beschwerden sehr genau beschreiben. So werden hier zum Beispiel Kopfschmerzen schon durch den Begriff, mit dem sie benannt werden, sehr deutlich charakterisiert je nach Art und Auftreten, also etwa als „stechender Kopfschmerz im Vorderkopf“ oder „dumpfer Kopfschmerz im Hinterkopf“. Diese unterschiedlichen Begriffe charakterisieren aber nicht nur Art und Auftreten der Kopfschmerzen, sondern verweisen gleichzeitig auch auf die unterschiedlichen Ursachen, die ihnen zugrunde liegen können.

Damit unterscheidet sich die Chinesische Medizin erstmals deutlich von dem bis zu jener Zeit herrschenden Schamanentum, das auf der Überzeugung beruhte, dass Krankheiten durch böse Geister verursacht werden und entsprechend schicksalhaft hingenommen werden müssen.

Yin und Yang

Die wesentliche philosophische Grundlage der Chinesischen Medizin bildet das Yin-und-Yang-Konzept. Die Monade (lateinisch *monas* vom griechischen *monás* = Einheit, das Einfache) symbolisiert die unteilbare Einheit der zwei Gegensatzpaare Yin und Yang, das heißt: Sie symbolisiert die ganzheitliche Harmonie der Gegensätze. Das Yin-und-Yang-Konzept basiert auf einem dualistischen Ordnungsprinzip, mittels dessen sich gegenseitig jeweils ausschließende Gegebenheiten oder Zustände einander zugeordnet werden. So stehen Yin und Yang beispielsweise für Nacht und Tag, Mond und Sonne, Erde und Himmel, dunkel und hell, kalt und warm, Materie und Energie, Ruhe und Aktivität. Das Wesentliche dieses Ordnungsprinzips ist eine völlig wertfreie Betrachtung der jeweils gegensätzlichen Gegebenheiten bzw. Zustände. Entsprechend werden die Yin-und-Yang-Aspekte in der Chinesischen Medizin nie mit moralischen Werten, sprich „gut" und „böse", in Verbindung gebracht, vielmehr werden sie als sich gegenseitig bedingende Teile einer Einheit gesehen. Verdeutlichen kann man das sehr gut an dem Gegensatzpaar „Tag und Nacht". Mit Tag assoziieren wir Sonne, Wärme, Dynamik, mit Nacht hingegen Dunkelheit, Kälte, Ruhe. Wenn es die Nacht jedoch in dieser Form nicht gäbe, wenn die Sonne also 24 Stunden scheinen würde, hätte auch der Begriff „Tag" für uns eine völlig andere Bedeutung. Denn natürlich ist unsere Vorstellung von „Tag" ganz selbstverständlich und unabdingbar an das Vorhandensein der Nacht, das heißt des Dunkelwerdens, gekoppelt. Auf der einen Seite sind Tag und Nacht also so unterschiedlich, dass sie sich gegenseitig ausschließen, auf der anderen Seite bedingen sie sich aber gegenseitig und sind ohne einander nicht vorstellbar. Ein weiteres Gegensatzpaar ist „Freude und Trauer". Freude zu genießen bzw. uns von Herzen freuen zu können, ist uns nur möglich, weil wir auch die wichtige Erfahrung der Trauer haben. Wer die Erfahrung der Trauer nicht hat, für den wird die Freude zu einer langweiligen „Angelegenheit".

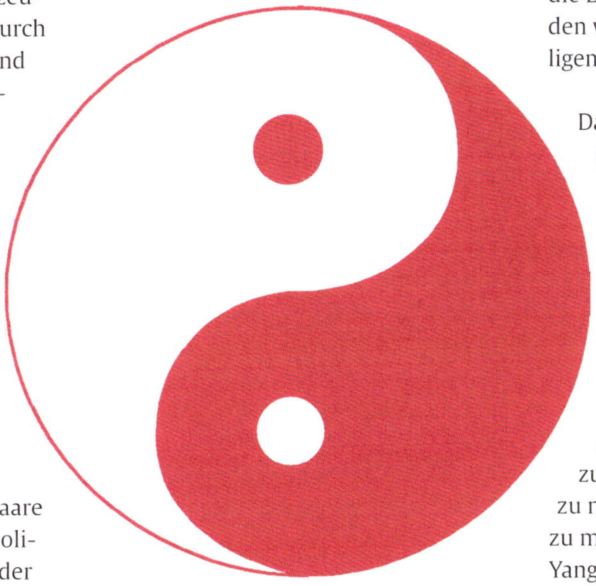

Das Yin-und-Yang-Konzept ist grundlegend für die Traditionelle Chinesische Medizin und ihre Betrachtungsweise von Krankheit und Gesundheit. Gesundheit bedeutet in der Chinesischen Medizin, dass Yin und Yang im Gleichgewicht sind. Krankheit bedeutet Verschiebung dieses Gleichgewichts, und zwar entweder Verschiebung zu mehr Yang oder Verschiebung zu mehr Yin. Bei einer Verschiebung zu mehr Yang sprechen wir von einer Yang-Fülle, bei einer Verschiebung zu mehr Yin von einer Yin-Fülle. Neben diesen Fülle-Zuständen kennen wir in der Chinesischen Medizin aber auch Leere-Zustände. Bei einem Leere-Zustand hat der Patient einen Großteil seiner Energie bereits verloren. Er ist zum Beispiel durch eine chronische Krankheit erschöpft, müde, antriebsgehemmt. Auch im Rahmen solcher Leere-Zustände kann es dann zum relativen Überwiegen des Yang-Aspekts kommen bzw. umgekehrt natürlich auch zum relativen Überwiegen des

Yin-Aspekts. Wir sprechen dann von relativer Yang-Fülle bzw. von relativer Yin-Fülle.

Fünf Elemente

Anders als die moderne westliche Medizin, die den menschlichen Körper unter Gesichtspunkten wie etwa seiner Anatomie oder Physiologie betrachtet und entsprechend behandelt, entwickelten chinesische Ärzte ein System, das nicht allein der menschlichen Natur, sondern vielmehr der den Menschen umgebenden Natur entlehnt ist. Denn es beschreibt den natürlichen Rhythmus des Entstehens, Wachsens und Reifens, der Ernte und des Vergehens, den sogenannten Hervorbringungszyklus, dem die fünf „Elemente“ Wasser, Holz, Feuer, Erde und Metall mit jeweils bestimmten Eigenschaften symbolisch zugeordnet sind. Im Bezugsrahmen dieses Systems und seiner Symbole betrachten chinesische Ärzte auch den menschlichen Körper. So gehören zum Beispiel zum Element Holz als „Eigenschaft“ die Emotion Wut, als Organ Leber und Gallenblase, als Sinnesorgan das Auge. So ganz fremd ist aber auch uns diese Betrachtungsweise nicht, finden sich doch auch in unserem Sprachgebrauch Redewendungen, die derartige Beziehungen herstellen. Ganz selbstverständlich sagen wir zum Beispiel: „Dem ist wohl eine Laus über die Leber gelaufen!“ oder: „Mit vor Zorn blitzenden Augen ...“ – und beschreiben so ganz sinnbildlich das emotionale Empfinden von Wut oder Zorn.

Der sogenannte Hervorbringungszyklus des Entstehens, Wachsens, Reifens, Erntens und Vergehens beschreibt fünf elementare Funktionseinheiten oder auch Wandlungsphasen, die sich gegenseitig bedingen, also zueinander in Beziehung stehen. So „unterstützt“ das Element Feuer die Erde, das Element Erde das Metall, das Element Metall das Wasser und das Element Wasser das Holz, das dann seinerseits wieder das Element Feuer „unterstützt“. Betrachtet man nun den menschlichen Körper im Bezugsrahmen der fünf Wandlungsphasen, so ist es möglich, auch hier Funktionen, Funktionseinheiten zu bestimmen, die ineinander wirken, das heißt sich „unterstützen“ oder umgekehrt, sich gegebenenfalls beeinträchtigen.

Der Einfluss der Akupunktur

Die sogenannten Leitbahnen (Meridiane), auf denen die uns heute bekannten Akupunkturpunkte liegen, wurden erst relativ spät entdeckt. Die Leitbahnen durchziehen den gesamten Körper des Menschen, wobei man sechs paarige Yin- und sechs paarige Yang-Leitbahnen sowie die übergeordneten unpaarigen Leitbahnen an der Vorder- und Rückseite der Körpermitte unterscheidet. Mittels einer ausführlichen Befragung und Untersuchung des Patienten, bei der auch die Zungen- und Pulsfunktionen überprüft werden, wird in der Chinesischen Medizin ein eventuell vorhandenes Störungsmuster festgestellt. Dieses wird üblicherweise mit Akupunkturnadeln, mit chinesischen Kräutern sowie chinesischer Ernährungs- und Bewegungstherapie behandelt. Beim Aku-Taping nun fließen all diese Erkenntnisse der Chinesischen Medizin und ihres Teilgebiets der Akupunktur in die therapeutischen Überlegungen des behandelnden Arztes mit ein.

Einfluss der Manuellen Medizin/Osteopathie

Die Manuelle Therapie, das heißt die Behandlung von funktionellen Störungen mit den Händen, hat eine sehr lange Tradition. Aufbauend auf dieser entwickelte der Arzt Dr. Andrew Taylor Still Ende des 19. Jahrhunderts in den USA die Osteopathie. „Osteopathie“ heißt zwar sinngemäß „die Krankheit oder Störung der Knochen“, mit dem Begriff bezeichnet man aber, ausgehend von Still, gleichzeitig auch die von ihm begründete Therapiemethode. In der Osteopathie werden zunächst die verschiedenen Funktionssysteme des Körpers eingehend untersucht und so die Abweichungen von der normalen Beweglichkeit erfasst. Durch manuelle Behandlung wird dann der Körper gezielt zum Abbau der festgestellten Störungsmuster angeregt.

Wie die Traditionelle Chinesische Medizin basiert auch die Osteopathie auf einer ganzheitlichen Betrachtung des Menschen. Im Unterschied zu den Schulen der Chirotherapie bzw. Chiropraktik, die sich aus den Lehrmethoden der Brüder Palmer entwickelt haben, stützt sich die Osteopathie auf eine Philosophie, die auf fünf biologischen Prinzipien beruht. Diese bedingen einander gegenseitig; befinden sie sich in Harmonie zueinander, besteht jener Zustand, den wir als körperliche und seelische Gesundheit verstehen.

Die fünf biologischen Prinzipien der Osteopathie:

1. Struktur und Funktion
2. Selbstheilungskräfte
3. Der Körper als Einheit
4. Die Durchblutung
5. Der Patient, nicht die Krankheit

1. Struktur und Funktion

Struktur und Funktion stehen zueinander in einer Wechselwirkung. Sind bestimmte Körperstrukturen, also zum Beispiel Gelenke, Muskelzonen oder auch Organe, gestört, so beeinträchtigt dies entsprechend ihre Funktion. Dies kann im Weiteren dazu führen, dass auch andere Körperstrukturen gestört und in Folge ebenfalls in ihrer Funktion beeinträchtigt werden. Ein Gelenk etwa, das gestört ist, ist nicht nur in seiner Beweglichkeit, also Funktion, eingeschränkt. Diese Einschränkung hat auch zur Folge, dass sich die Muskelspannung im Umfeld des Gelenks erhöht, und zwar genau zum Schutz des betroffenen Gelenks, und sich die Lage der Knochen verändert. Grundsätzlich ist dieser körpereigene Mechanismus, eine Störung zu kompensieren, positiv zu werten. Sobald dieser Mechanismus allerdings alleine nicht mehr ausreicht, um eine Störung zu kompensieren, kommt es, medizinisch gesprochen, zu einer Dekompensation. Das heißt, es treten Beschwerden auf, etwa in Form von erhöhten Muskelverspannungen und Schmerzen sowie deutlicheren Bewegungseinschränkungen. Da sich alle Teile des Organismus jedoch über das Bindegewebe, die Blut- und Nervenbahnen in einem ständigen Austausch befinden, können sich solche örtlichen Funktionsstörungen schnell zu regionalen Störungen entwickeln und weiterführende Störungen, auch im Bereich von inneren Organen, bewirken.

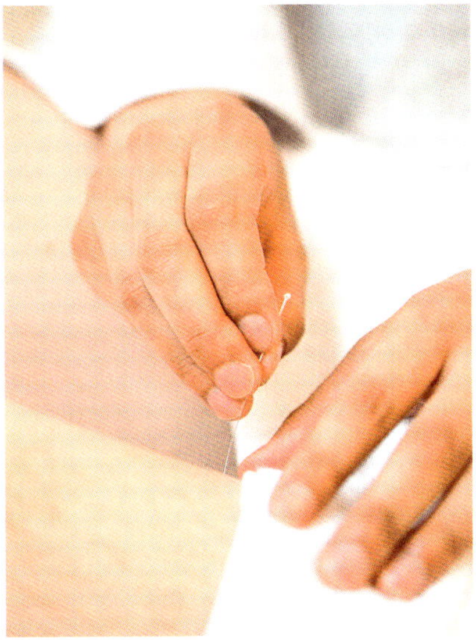

2. Selbstheilungskräfte

Dieses Prinzip beruht darauf, dass unser Organismus in der Lage ist, gegen Krankheiten Selbstheilungskräfte zu entwickeln. Dieser Prozess findet im Organismus im Grunde permanent statt und wird als Anpassung bezeichnet. Hierbei kompensiert der Organismus insbesondere funktionelle, also grundsätzlich behebbare Störungen, neutralisiert derart ihre Wirkung und schützt so den gesamten Organismus vor Schädigungen.

3. Der Körper als Einheit

Aus dem bislang Gesagten wird deutlich, dass der Körper eine Einheit darstellt. Vermittelt wird diese Einheit unter anderem über die Faszien, also das Bindegewebe, das die körperweite Übertragung von „Informationen" gewährleistet. Das Bindegewebe ermöglicht den Austausch von Flüssigkeiten, über die zum Beispiel Hormone im Körper verteilt werden, gleichzeitig befördert es Nerven- und Immuninformationen. Die Nervenbahnen wiederum ermöglichen es, dass diese Informationen sofort umgesetzt werden, wobei das so genannte sympathische Nervensystem in erster Linie Informationen verarbeitet, die den Körper vor tödlichen Gefahren schützen, das so genannte parasympathische Nervensystem hingegen Infor-

◀ Die Erkenntnisse der Chinesischen Medizin sind Grundlage des Aku-Tapings.

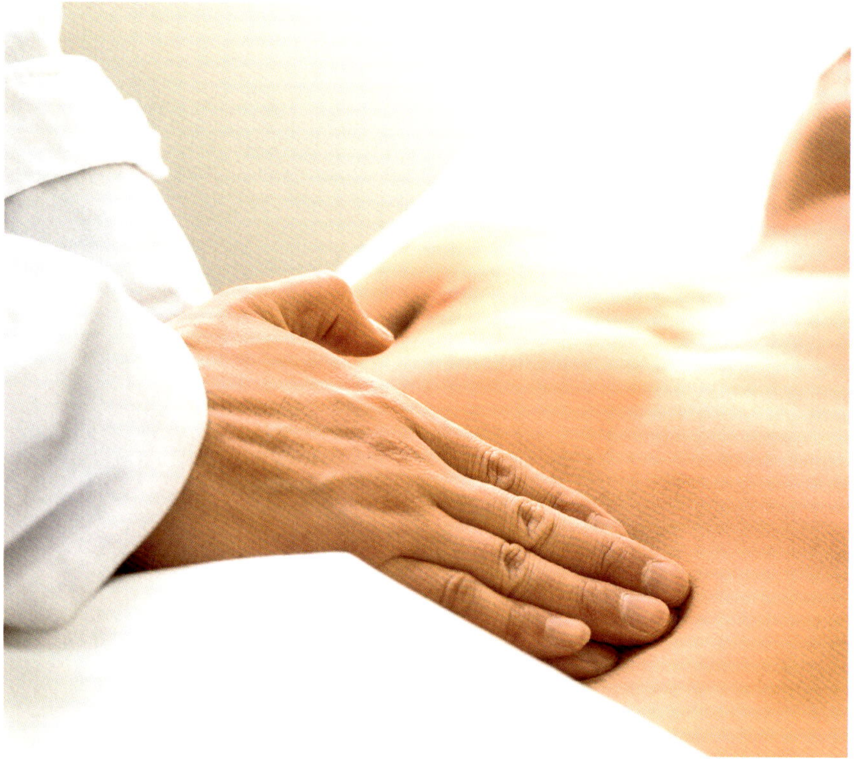

▲ Funktionelle Störungen werden mit den Händen behandelt.

WISSEN

Aku-Taping und kinesiologisches Taping

Den Unterschied zwischen Aku-Taping und „herkömmlichem" kinesiologischen Taping könnte man sehr einprägsam wie folgt formulieren: Beim Aku-Taping wird unter Einbeziehung der Erkenntnisse und Regeln der Chinesischen Medizin und Akupunktur jedes „westliche" Symptom oder Beschwerdebild in ein „chinesisches" Syndrom oder Krankheitsbild „übersetzt" und dieses dann in die Behandlung miteinbezogen. Dies ist auch der Grund dafür, dass eine Behandlung mit Aku-Taping bei sehr viel mehr Beschwerden erfolgen kann als eine Behandlung mit kinesiologischem Taping.

mationen, die bewirken, dass er sich erholt. Die Einheit des Körpers stellt sich somit als ein Prozess dar, der gleichermaßen funktionell wie dynamisch ausgerichtet ist, denn: Jeder Bestandteil des Körpers, seien es Knochen, Organe, Blut- oder Nervenbahnen etc., erfüllt eine Funktion, die dem Körper als Ganzem dient. Gleichzeitig ist jeder Bestandteil des Körpers in seiner Funktion abhängig vom Funktionieren des Ganzen. Mit anderen Worten: Jedes Teil funktioniert für die Einheit und durch die Einheit, in diesem harmonischen Miteinander und in Auseinandersetzung mit der Umwelt.

4. Die Durchblutung

Das vierte und wichtigste Prinzip ist das der Durchblutung. Das Blut transportiert alle Sekrete des Körpers sowie die Nervenübertragungsstoffe und somit beeinflusst die Durchblutung unmittelbar auch unser Denken. Gemäß osteopathischer Philosophie stehen Blut und Faszien in direktem Austausch, und zwar unter Kontrolle des Nervensystems. Entsprechend gewährleistet eine gute Durchblutung eine gute Ernährung der Gewebe, sie fördert das Ausscheiden von Stoffwechselprodukten und verhindert die Verklebung von Organen.

5. Der Patient, nicht die Krankheit

Dieses Prinzip besagt, dass der Patient und nicht seine Krankheit gesehen werden muss. Der Osteopath betrachtet entsprechend den Körper in der Gesamtheit seiner Funktionen und Funktionsabläufe, um den Blockaden, die diese Funktionen und Funktionsabläufe beeinträchtigen, sozusagen „nachzuspüren". Seine Behandlung zielt dann darauf ab, diese Blockaden zu lösen, das heißt den „Körperfluss" zu regulieren, um derart die aufgetretene Störung zu beheben und den Heilungsprozess des Körpers zu unterstützen.

Wie wirkt Aku-Taping?

Wie im Einzelnen diese Methode wirkt, ist bisher nicht bekannt. Wir können also nur sagen: Wir erzielen mit dieser Behandlungsmethode gute Erfolge, können aber nicht im Detail erklären, warum.

Sowohl beim modernen kinesiologischen Taping als auch beim Aku-Taping werden die Tape-Verbände in aller Regel über entsprechend vorgedehnte Körperzonen geklebt. Aufgrund seiner Dehnbarkeit vollzieht das Tape nun jede Bewegung dieser Körperzone mit, was eine permanente Verschiebung der am Tape haftenden Haut gegen die Unterhaut erzeugt. Es kann davon ausgegangen werden, dass hierbei ein ähnlicher Effekt wie bei einer Lymphdrainage oder einer Bindegewebsmassage erzielt wird. Dies erklärt sicherlich einen Teil der Wirkung dieser Therapiemethoden.

Beim Aku-Taping nun werden die Erkenntnisse und Fertigkeiten der Chinesischen und der Manuellen Medizin/Osteopathie in die therapeutische Methode des Tapens mit einbezogen. Dadurch ist es möglich, erstmals auch Akupunkturpunkt-Tapes, Akupunkturleitbahn-Tapes und Regionaltapes zu beschreiben und anzuwenden. Die dehnbaren Tapes werden entsprechend auf Muskelareale und Akupunkturpunktareale geklebt. Dies führt zu einer Reizung der unter dem Tape liegenden Strukturen, also der Haut, dem darunter liegenden, lockeren Bindegewebe und dem strafferen Bindegewebe, das anatomisch als oberflächliche Körperfaszie bezeichnet wird. Infolge dieser Reizung kommt es zu einer Normalisierung der Stoffwechselfunktion und dadurch zu einer Aktivierung der Selbstheilungskräfte des Körpers. Durch dieses diagnostische und therapeutische Vorgehen unterscheidet sich das Aku-Taping wesentlich vom kinesiologischen Taping, das überwiegend nur einen Muskel- und Skelettansatz hat.

All dessen ungeachtet gilt jedoch auch beim Aku-Taping derselbe Leitsatz wie bei der Akupunktur: Aku-Taping kann heilen, was gestört ist, es kann nicht heilen, was zerstört ist.

Beispiel: Kopfschmerztherapie

Häufig spielen bei Kopfschmerzen gestörte Muskeln, Bänder und Gelenke im Bereich des Halses und der Schulter eine wesentliche Rolle. Diese können durch den Therapeuten identifiziert werden. Beim konventionellen kinesiologischen Taping erfolgt dann, entsprechend dem Verlauf der gestörten Strukturen, das Kleben der Tapes.

Das Aku-Taping geht hier jedoch noch einen bedeutenden Schritt weiter. Ausgehend von der Störung bestimmter Muskel- und Skelettzonen ergeben sich, unter Einbeziehung der Erkenntnisse der Chinesischen Medizin, noch weitere mögliche Störmuster. Hier kann zum Beispiel eine Störung der Leber zugrunde liegen, eine weitere mögliche Störung bezeichnen die Chinesen als „Schleim blockiert den Kopf“, was wiederum mit Erkrankungen der Milz zusammenhängt. In Betracht kommt ebenfalls ein Blutmangel oder auch eine Nierenstörung. Dieses zusätzliche Wissen wird beim Aku-Taping therapeutisch umgesetzt, das heißt, es werden bestimmte Akupunkturpunkte bzw. Akupunkturleitbahnen getapet.

WICHTIG

Aku-Taping bietet mehr

Die angeführten Beispiele zeigen, dass der Muskel- und Skelettansatz beider Methoden – des kinesiologischen Tapings und des Aku-Tapings – ähnlich ist. Beim Aku-Taping ergeben sich durch die Anwendung der Regeln der Chinesischen Medizin und Akupunktur sowie der Manuellen Medizin/Osteopathie aber deutlich differenziertere Therapiemöglichkeiten. Entsprechend ist hier auch das Spektrum der Beschwerden, die behandelt werden können, wesentlich erweitert. So ist Aku-Taping ausdrücklich auch bei verschiedenen internistischen, gynäkologischen und nervösen Beschwerden angezeigt und eignet sich zur Geburtsvorbereitung.

Beispiel: Tennisellenbogen

Bei der Behandlung von Beschwerden, die wir unter dem Begriff Tennisellenbogen beschreiben, werden auch Erkenntnisse und Grundsätze der Osteopathie berücksichtigt. Im Unterschied zum kinesiologischen Taping, wo die betroffene Fingerstreckmuskulatur behandelt wird, wird nach osteopathischen Gesichtspunkten zusätzlich zu der durch ständige Dehnung gereizten Fingerstreckmuskulatur die erheblich verkürzte Fingerbeugemuskulatur mitbehandelt.

Beispiel: Regelbeschwerden

Eine Therapie der Regelbeschwerden ist im Rahmen des kinesiologischen Tapings nicht vorgesehen, da bei dieser Behandlungsmethode der Muskel- und Skelettansatz im Vordergrund steht.

Im Rahmen des Aku-Tapings ist bei Regelbeschwerden eine Therapie jedoch sehr wohl möglich, und zwar auf Basis der Überlegungen der Chinesischen Medizin. Diese unterscheidet unter anderem zwischen Fülle- und Leere-Zuständen; bei Fülle-Zuständen befindet sich zu viel Energie im Körper, bei Leere-Zuständen haben wir dagegen einen Energiemangel vorliegen. Mithilfe dieser Differenzierung können nun die Störmuster identifiziert werden, die die Regelbeschwerden verursachen, und die Tapes nach den Regeln der Chinesischen Medizin geklebt werden, wobei der Muskel- und Skelettansatz zusätzlich Berücksichtigung findet.

Für wen kommt Aku-Taping infrage?

Aku-Taping kommt für alle infrage, die unter chronischen oder akuten Schmerzen leiden oder diesen vorbeugen möchten. Zunächst muss deren Ursache jedoch ärztlich abgeklärt werden.

Mit Aku-Taping lassen sich eine Vielzahl von Schmerzzuständen erfolgreich behandeln, etwa Gelenk- bzw. Muskelschmerzen oder Regelbeschwerden. Zudem wird Aku-Taping in der Sportmedizin angewendet, und hier nicht zuletzt auch prophylaktisch.

Die therapeutische Anwendung des Aku-Tapings nach den Regeln der Chinesischen Medizin ist dem Arzt oder Therapeuten vorbehalten, da diese spezielle Form des Aku-Tapings umfangreiche Kenntnisse der Akupunktur und Chinesischen Medizin voraussetzt. Aku-Taping bietet daneben jedoch auch die Möglichkeit der Selbstbehandlung, für die wir Ihnen mit diesem Buch Anleitungen bieten.

Der Patient, zum Beispiel ein Patient mit chronischen Knieschmerzen, kann die Aku-Tapes in Eigenregie bzw. unter Zuhilfenahme einer anderen Person regelmäßig auftragen. In vielen Fällen können so Schmerzen gelindert und Entzündungen gehemmt werden. Auch bei internistischen Erkrankungen und im Rahmen der Frauenheilkunde, zum Beispiel bei Regelbeschwerden, aber auch bei der Behandlung verschiedener Schmerzzustände in der Schwangerschaft und Schwangerschaftserbrechen hat sich Aku-Taping bewährt.

Neben der Schmerztherapie findet das Aku-Taping mittlerweile auch im Rahmen der Sportmedizin breite Anwendung. Der Exkurs auf der folgenden Seite hält dazu nähere Informationen und Beispiele bereit.

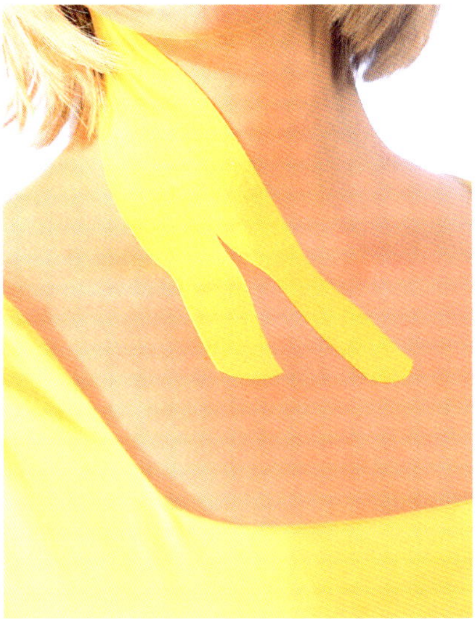

Wirkrichtungen des Aku-Tapings

Mithilfe der Akupunktur können wir den Zustand bestimmter Körperregionen und Funktionen positiv beeinflussen, weswegen wir bei dieser Behandlungsmethode auch eher von Wirkrichtungen als von Indikationen sprechen. Dies gilt ähnlich ebenfalls für das Aku-Taping. Entsprechend sind auch die Wirkrichtungen des Aku-Tapings ähnlich jenen der Akupunktur, nämlich:

◀ Akutaping reguliert den Muskeltonus.

- Linderung von akuten und chronischen Schmerzen
- Regulation der Muskulatur: entspannend oder anregend, stärkend
- Regulation organischer Störungen, die durch psychische oder nervliche Belastungen, zum Beispiel Stress, ausgelöst werden: entspannend oder stärkend
- Regulation der Immunreaktion
- Abschwellung
- Durchblutungsverbesserung

Aku-Taping in der Sportmedizin

Bei vielen Sportarten werden einzelne Gelenk- oder Muskelareale einseitig belastet. Entsprechende Überlastungen können mit Aku-Taping therapeutisch, aber auch vorbeugend behandelt werden. Gerade in der Sportmedizin, aber auch allgemein im Sport, bietet Aku-Taping eine Vielzahl von Möglichkeiten, Störungen gezielt vorzubeugen – zum Beispiel durch das vorsorgliche Tapen von Muskeln und Gelenken, die besonders beansprucht werden.

Die von Dr. Kenzo Kase entwickelte Taping-Methode wurde der breiten Öffentlichkeit erstmals im Rahmen der Olympischen Spiele in Seoul 1988 vorgestellt. Einige Sportler der koreanischen Olympiamannschaft fielen damals durch ihre bunten Tapes auf.

Der deutliche Vorteil gegenüber den eher starren und somit bewegungseinschränkenden Tape-Verbänden aus unelastischem Material besteht darin, dass das elastische Material die natürlichen Bewegungsabläufe nicht hemmt, sondern vielmehr durch eine Verbesserung des Stoffwechsels des behandelten Areals fördert. Daher werden diese Tapes auch mit gutem Erfolg prophylaktisch eingesetzt, das heißt bevor Beschwerden entstehen. Dennoch ist gerade hier besondere Vorsicht geboten, da wiederkehrende Störungen im Muskelbereich von Gelenken auf den Beginn einer ernsthaften Erkrankung des betroffenen Gelenks hinweisen können. Es ist daher immer die Abklärung der Beschwerden durch einen Sportmediziner oder einen Orthopäden geboten, um zu verhindern, dass die fortgesetzte sportliche Betätigung schwerwiegende Schädigungen verursacht.

Regionen, die bei einigen Sportarten ganz besonders beansprucht werden, können durch Aku-Taping entlastet werden, wodurch man gleichzeitig Überlastungsreaktionen vorbeugt. Besonders anfällig bei allen Rückschlagsportarten wie Tennis, Squash, Badminton, aber auch Golf ist zum Beispiel das Ellenbogengelenk. Neben dem Tapen ist hier zudem eine ausreichende Dehnung der Fingerbeugemuskulatur angezeigt, um eine Überlastung der Fingerstreckermuskulatur schon im Vorfeld auszuschließen. Um nämlich einen kräftigen Faustschluss zu ermöglichen, müssen Fingerbeuge- und Fingerstreckmuskulatur gut „zusammenarbeiten“. Da jedoch die Muskulatur der Fingerbeuger erheblich kräftiger ausgelegt ist als die der Fingerstrecker, neigen Letztere zu einer Überlastungsreaktion.

Auch die Region des Schultergelenks zählt im Sport zu den besonders belasteten Bereichen. Ist zum Beispiel die Funktion der oberen Brustwirbelsäule eingeschränkt, führt dies zu einer verminderten Beweglichkeit des Schultergelenks, etwa beim Heben des Arms, wie dies beim Aufschlagen im Tennis erforderlich ist. Hier kann prophylaktisch

ein Tape für die Brustwirbelsäule geklebt werden.
Aber auch der zur Verkürzung neigende Grätenmuskel, der am Schultergelenk liegt, kann, ebenso wie der große Brustmuskel, prophylaktisch getapet werden. Gleichermaßen gilt dies für den Bizeps, sofern hier eine Neigung zur Verkürzung besteht bzw. auch, um der Entstehung von Folgebeschwerden im Ellenbogengelenk vorzubeugen.
Besteht eine Neigung zu Verspannungen im Brust- bis Lendenwirbelbereich, so können auch hier prophylaktisch Tapes geklebt werden, zu empfehlen ist dies etwa bei einer Sportart wie Nordic Walking. Bei Sportarten wie Tennis oder Handball, die mit vermehrten Drehungen im Bereich der unteren Lendenwirbelsäule einhergehen, aber auch bei Tätigkeiten wie zum Beispiel der Gartenarbeit, wird ebenfalls prophylaktisch die Lendenwirbelsäule getapet.
Für die Läufer hat sich das Knie-Tape, insbesondere bei Beschwerden um die Kniescheibe herum, bewährt. Hier ist beim Tapen auf eine ausreichende Dehnung des geraden Oberschenkelmuskels zu achten.
Bei Fußballspielern, aber auch Handballern treten gehäuft Beschwerden an der Knieinnenseite auf und im Bereich der Adduktoren, also jener Muskeln, die beim Beugen des Knies beansprucht werden. Hier hat sich das Kombinations-Tape für Schneidermuskel, Hüftgelenkanspreizer und innenseitigen Teil des Kniegelenks bewährt.
Wiederholte, also chronische Störungen im Bereich der Achillessehne können mit dem Achillessehnen-Tape behandelt werden. Vor allem Läufer sollten zudem darauf achten, dass die Ferse vom Laufschuh gut umschlossen wird sowie darauf, dass die Schuhe die durch das Laufen gegebene Belastung der Bänder, Muskeln und Gelenke möglichst gut abfedern. Lassen Sie sich beim Kauf der Schuhe entsprechend beraten!
Grundsätzlich gilt, dass man vor jeder sportlichen Betätigung für eine ausreichende Erwärmung und Dehnung der Muskulatur sorgt. Die Tapes können dann zusätzlich unterstützend für Muskeln und Gelenke wirken.

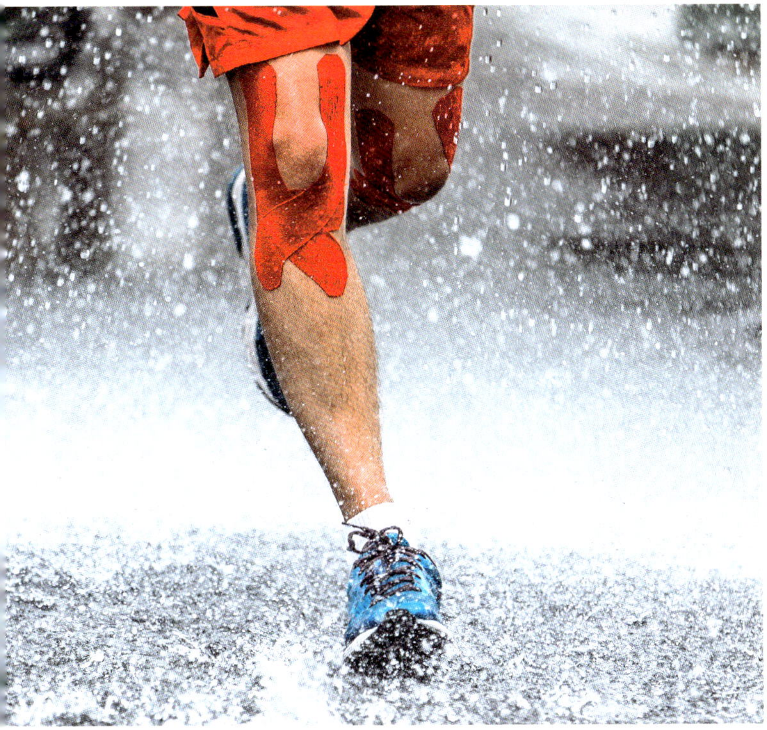

◀ In der Sportmedizin hat sich Aku-Taping bewährt, weil man es einsetzen kann, bevor Beschwerden auftreten.

Gegen welche Beschwerden wirkt Aku-Taping?

Aku-Taping hat sich bewährt bei Beschwerden am Bewegungsapparat, wirkt aber auch bei verschiedenen inneren Erkrankungen und in der Schwangerschaft.

Hauptsächlich eingesetzt wird Aku-Taping zur Behandlung des akuten sowie des chronischen Schmerzzustandes. Auch an dieser Stelle möchten wir Sie aber noch einmal eindringlich darauf hinweisen, dass es unabdingbar ist, vor jeder Behandlung das Beschwerdebild zunächst durch einen Arzt abklären zu lassen. Nur er kann entscheiden, ob die alleinige Behandlung mit Aku-Taping ausreicht, Ihre Gesundheit wiederherzustellen. Sollte sich aufgrund der Untersuchung herausstellen, dass Ihre Beschwerden eine umfassendere Behandlung erfordern, lässt sich Aku-Taping jedoch auch sehr gut in diese breiter angelegte Therapie einbinden.

Im Folgenden stellen wir Ihnen die Hauptanwendungsmöglichkeiten des Aku-Tapings, geordnet nach Bewegungsapparat, internistischen Erkrankungen, Schwangerschaft und sonstigen Beschwerden vor.

Tipp

Sämtliche Beschwerden, bei denen Sie Aku-Taping sinnvoll einsetzen können, finden Sie alphabetisch sortiert unter „Beschwerden von A–Z", siehe S. 44.

Beschwerden des Bewegungsapparats

Bewährt hat sich die Therapie bei folgenden orthopädischen Beschwerden:

- Gelenkschmerzen und Gelenkergüsse
- Muskelzerrungen und Muskelkater
- Schulterschmerzen
- Ellenbogenschmerzen
- Handgelenksschmerzen
- Rückenschmerzen (Halswirbelsäule, Brustwirbelsäule, Lendenwirbelsäule, Steißbein)
- Hüftschmerzen
- Knieschmerzen
- Schmerzen im Bereich des Sprunggelenks, der Achillessehne und des Fersensporns

Gelenkschmerzen und Gelenkergüsse

Das Tape wird über dem entsprechenden Gelenk aufgebracht. Zur Unterstützung können seitlich des Gelenks zusätzlich Tapes geklebt werden.

Muskelzerrungen

Zunächst wird der gezerrte Muskel in Vordehnung gebracht. Ist dies aus unterschiedlichen Gründen, zum Beispiel wegen großer Schmerzen, nicht möglich, wird das Tape vorgedehnt und in diesem vorgedehnten Zustand über den Muskel geklebt. Bewährt hat sich das zusätzliche Tapen der angrenzenden Gelenke.

Muskelkater

Auch beim Muskelkater kann das Aku-Taping erfolgreich eingesetzt werden. Hier wird beim Tapen genauso vorgegangen wie bei einer Muskelzerrung.

Schulterschmerzen

Schmerzen bestehen hier häufig beim Heben des Arms nach vorn oder zur Seite. Der häufig verspannte Brustmuskel, aber auch der Bizeps müssen dann entspannt werden. Im Rahmen der Behandlung der schmerzhaften Schulter haben sich je nachdem, wo die Beschwerden hauptsächlich auftreten, das Kapuzenmuskel-Tape bewährt sowie das Schulterblatt-Heber-Tape, das Grätenmuskel-Tape, das Brustmuskel-Tape, das Ellenbogengelenkstrecker-Tape, das Ellenbogengelenkbeuger-Tape, das Rippenhalter-Tape und das Rautenmuskel-Tape. Die Tapes müssen nicht alle gleichzeitig aufgetragen werden, sondern nur dort, wo der Schmerz hauptsächlich auftritt. Das Kapuzenmuskel-Tape kann als Grund-Tape empfohlen werden. Daneben reicht dann die Anwendung von ein bis zwei zusätzlichen Tapes. Ist hierdurch keine Beschwerdebesserung zu erzielen, ist wie bei allen anderen Tape-Anwendungen ein entsprechend ausgebildeter Therapeut zurate zu ziehen.

Ellenbogenschmerzen

Ellenbogenschmerzen hängen häufig damit zusammen, dass die Fingerbeuge- und Fingerstreckmuskulatur sehr ungleichmäßig ausgebildet ist. Dies kann zu einem sogenannten Tennisellenbogen oder zu einem Golferellenbogen führen. Beim Tennisellenbogen treten die Schmerzen an den Muskelursprüngen der Fingerstrecker auf, die im äußeren Bereich des Oberarmknochens liegen; beim Golferellenbogen hingegen verspürt man die Schmerzen an der Innenseite des Oberarmknochens. Diese Störungen sind häufig im Rahmen von chronischen Reizzuständen zu beobachten, sie können aber auch akut auftreten. Je akuter das Krankheitsgeschehen ist, desto erfolgreicher das Aku-Taping. Bei chronischem Geschehen sind in der Regel komplexere Störungsmuster gegeben, die zumeist die Schultergelenksregion und die Halswirbelsäule mit einbeziehen. Dies gilt es bei der Behandlung zu berücksichtigen. Folgende Tapes kommen entsprechend zur Anwendung: Finger- und Handstrecker-Tape, Finger- und Handbeuger-Tape, Ellenbogengelenkstrecker-Tape, Ellenbogengelenkbeuger-Tape sowie Halswirbelsäulen-Tape.

Handgelenksschmerzen

Die Ursache dieser Beschwerden liegt meist in Reizungen der Sehnen im Bereich der Fingerstreck- und Fingerbeugemuskulatur. Auch sie sind Ausdruck des generellen Ungleichgewichts dieser Muskelzonen, entsprechend therapiert man je nachdem, wo die Beschwerden auftreten, also beuge- oder streckseitig, wendet also das Fingerstreckmuskel- oder Fingerbeugemuskel-Tape an. Zusätzlich klebt man das Halswirbelsäulen-Tape sowie bei Beschwerden im Bereich des Daumengrundgelenks auch das Daumensattelgelenk-Tape. Hier sind allerdings häufig bestehende oder beginnende Arthrosen die Ursache der Beschwerden, längerfristig sind Behandlungserfolge jedoch allenfalls bei beginnenden Arthrosen möglich.

Schmerzen am oberen Rücken (Halswirbelsäule)

Schmerzen am oberen Rücken – also der Halswirbelsäule – gehen häufig mit Kopfschmerzen einher, da sich hierbei Trigger-Punkte in der Muskulatur bilden. Das sind Reizpunkte, die ih-

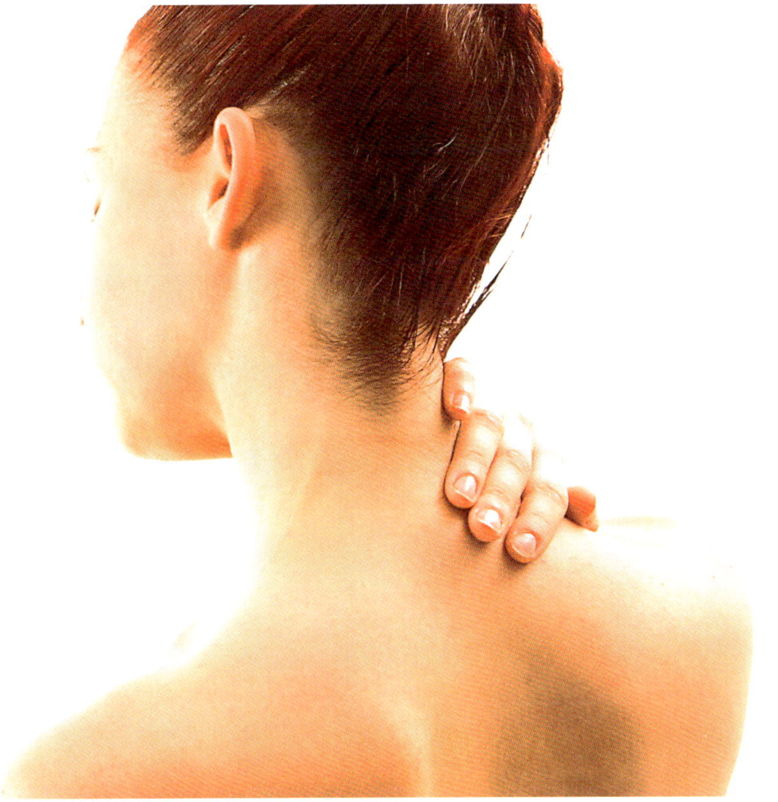

▶ Leichtere Verspannungen kann man gut selbst behandeln.

rerseits schmerzhaft sind oder aber an anderer Stelle des Körpers Schmerzen auslösen können. Aus der Osteopathie nun ist bekannt, dass Störungen der Halswirbelsäule häufig auch sekundäre Störungen darstellen. Eine Therapie der Halswirbelsäule allein wird also die primäre Störung, die eigentliche Ursache der Schmerzen, nicht beeinflussen und bewirkt daher eine lediglich zeitweise Besserung der Beschwerden. Festzustellen, ob nun eine primäre oder eine sekundäre Störung vorliegt und entsprechend zu behandeln ist, ist jedoch nur dem professionellen Therapeuten möglich. Leichtere Verspannungen in diesem Bereich, etwa im Schulter-/Nackengürtel, kann man hingegen auch gut selbst behandeln. Sie sind meist durch eine ungünstige Körperhaltung, zum Beispiel bei der Arbeit am Computer, bedingt und lassen sich mit Aku-Taping relativ schnell beheben. Treten die Beschwerden vor allem bei Beugung und Streckung der Halswirbelsäule auf, kommt das Halswirbelsäulen-Tape, aber auch das Halswirbelsäulen-Lymph-Tape zur Anwendung, hat man mehr seitlich der Wirbelsäule Beschwerden, ist eine Kombination mit dem Schulterblattheber-Tape zu empfehlen. Bei Beschwerden wiederum, die bei Kopfdrehungen zu spüren sind, empfiehlt sich eine Kombination von Schulterblattheber-Tape, Rippenhalter-Tape und Kapuzenmuskel-Tape.

WISSEN

Aku-Taping unterstützt die Vor- und Nachsorgebehandlung der Wirbelsäule

Gerade bei Rückenbeschwerden kann Aku-Taping sehr erfolgreich sowohl in der Vorsorge- als auch in der Nachsorgebehandlung eingesetzt werden. Störungen im Bereich der Brust- und Lendenwirbelsäule werden oftmals durch einseitige Belastungen, zum Beispiel beim Sport oder auch bei der Gartenarbeit, hervorgerufen. Aku-Tapes können helfen, solche Belastungen abzumildern, sie wirken also vorsorglich bestimmten Störungsmustern und entsprechenden Beschwerden entgegen. Im Weiteren unterstützt Aku-Taping auch eine Nachbehandlung der Wirbelsäule, etwa im Falle einer erfolgten Bandscheibenoperation.

Schmerzen am mittleren Rücken (Brustwirbelsäule)

Der mittlere Abschnitt der Wirbelsäule ist die aus zwölf Wirbeln bestehende Brustwirbelsäule. Hier treten bei jedem Menschen in einzelnen Abschnitten, auch ohne dass Beschwerden wahrgenommen werden, immer wieder funktionelle Störungen auf, die vom Körper allerdings stets gut kompensiert werden. Reicht jedoch die körpereigene Kompensation nicht mehr aus, kommt es zu einer sogenannten Dekompensation, die mit Beschwerden verbunden ist. Im Bereich der Brustwirbelsäule befinden sich mehrere Gelenke, die Funktionsstörungen aufweisen können, so die Gelenke zwischen den einzelnen Brustwirbeln wie auch die Rippengelenke, die in einem etwa zwei Finger breiten Abstand neben den Dornfortsätzen der Wirbel liegen. Funktionsstörungen der Rippengelenke wiederum haben Einfluss auf Teile des Nervensystems, konkret auf das sympathische Nervensystem. Störungen im Bereich der Brustwirbelsäule führen somit häufig dazu, dass die Versorgung der Organe mit lebenswichtigen Informationen, für die das sympathische Nervensystem zuständig ist, ebenfalls beeinträchtigt wird. Eine mögliche Folge ist z. B. eine gesteigerte Blasenfunktion. Beschwerden im Bereich der Brustwirbelsäule sind somit stets Ausdruck einer übergeordneten Störung, die jedoch, sofern es sich um eine funktionelle und nicht um eine strukturelle Störung handelt, sehr gut mitbehandelt werden kann. Denn aus der Chinesischen Medizin, speziell der Akupunktur, wissen wir, dass im Bereich der Brustwirbelsäule wichtige Steuerungspunkte von Akupunktur-Leitbahnen liegen, über die ein Krankheitsgeschehen positiv zu beeinflussen ist. Zudem kann Aku-Taping gerade nach erfolgter Behandlung der Brustwirbelsäule ein erneutes Auftreten von Beschwerden verhindern oder dieses zumindest zeitlich verzögern. Bei der Behandlung der Brustwirbelsäule kommt generell das Brustwirbelsäulen-Tape, gegebenenfalls zusätzlich das Rautenmuskel-Tape, das Darmbeinmuskel-Tape oder das Hüft- und Lendenbeuger-Tape zur Anwendung.

Schmerzen am unteren Rücken (Lendenwirbelsäule)

Schmerzen in diesem Bereich treten zumeist als chronische Beschwerden in Erscheinung, das heißt, sie treten immer wieder auf, meist im Zuge bestimmter Belastungen, etwa durch Gartenarbeit. Zudem gehen sie meist mit Bewegungseinschränkungen einher, sei es bei der Drehung oder auch der Seitneigung des Körpers. Sind mehrere Wirbel übereinander geschädigt, so sprechen wir von einer Gruppenläsion. Ursache hierfür sind häufig Störungen von inneren Organen. Beschwerden im Bereich der Lendenwirbelsäule können somit auch Folge einer komplexeren Störung sein. Wurde diese behandelt, bietet sich idealerweise eine Nachbehandlung mit Aku-Taping an, das aber selbstverständlich auch prophylaktisch, also vorbeugend, eingesetzt werden kann. Bewährt haben sich das Lendenwirbelsäulen-Tape, das Kreuzdarmbeingelenk-Tape und Darmbeinmuskel-Tape. Bei Ausstrahlung an die Hüftaußenseite, in Richtung des großen Rollhügels des Hüftgelenks, empfiehlt sich auch das Lendenwirbelsäulen-Stern-Tape. Da hier zudem die Hüftbeugemuskulatur, die von den Lendenwirbeln zum Hüftgelenk zieht, betroffen ist, sollte auch das Hüft- und Lendenbeuger-Tape geklebt werden, insbesondere dann, wenn die Schmerzen in die Leistengegend ausstrahlen.

Steißbeinschmerzen

Wie bei Rückenschmerzen im Lendenwirbelsäulenbereich haben sich auch hier das Lendenwirbelsäulen-Tape, das Kreuzdarmbeingelenk-Tape und Darmbeinmuskel-Tape bewährt. Unterstützend kann hier noch ein Tape in vorgedehntem Zustand über das Steißbein so weit wie möglich in die Gesäßfalte geklebt werden.

Hüftschmerzen

Diese Schmerzen können symptomatisch auftreten, das heißt, ihre eigentliche Ursache liegt nicht im Bereich der Hüfte selbst. Häufig werden sie aus dem unteren Rücken in die Hüftgelenkszone, etwa die Leiste, die Hüftaußenseite, fortgeleitet. Manche Beschwerden entstehen jedoch auch im Bereich des Kniegelenks, machen sich aber dennoch zuerst in der Hüfte bemerkbar. Bei Fortleitung aus der Lendenwirbelsäule kommen folgende Tapes zur Anwendung: das Lendenwirbelsäulen-Tape, das Darmbeinmuskel-Tape und das Kreuzdarmbeingelenk-Tape. Treten die Beschwerden jedoch im Bereich des vorderen oberen Darmbeinstachels auf, kommt das Kombinations-Tape für Schneidermuskel, Hüftgelenkanspreizer und innenseitigen Teil des Kniegelenkbeugers, das so genannte Pes anserinus-Tape, zur Anwendung. Treten die Beschwerden mehr an der Rückseite des Oberschenkels auf und strahlen von hier bis zur Kniekehle aus, handelt es sich häufig um muskuläre Überlastungen oder Verkürzungen im Bereich der rückwärtigen Oberschenkelmuskulatur und somit wird das Kniebeuger-Tape angewendet.

Knieschmerzen

Hier muss man funktionelle Beschwerden um die Kniescheibe herum von solchen im innenseitigen bzw. äußeren Knieabschnitt unterscheiden. Beschwerden in der Kniekehle werden häufig durch Verkürzungen der rückwärtigen Oberschenkelbeugemuskulatur ausgelöst. Reizzustände an der Innenseite des Kniegelenks treten nach Meniskus- oder Bandverletzungen sowie Knieoperationen auf. Zudem ist das Kniegelenk eines der Gelenke, das sehr häufig auch prophylaktisch getapet wird, etwa um Sportverletzungen vorzubeugen. Verwendet wird das Knie-Tape mit Verstärkung an der Innenseite bei innenseitigen Beschwerden, mit Verstärkung an der Außenseite bei außenseitigen Beschwerden.

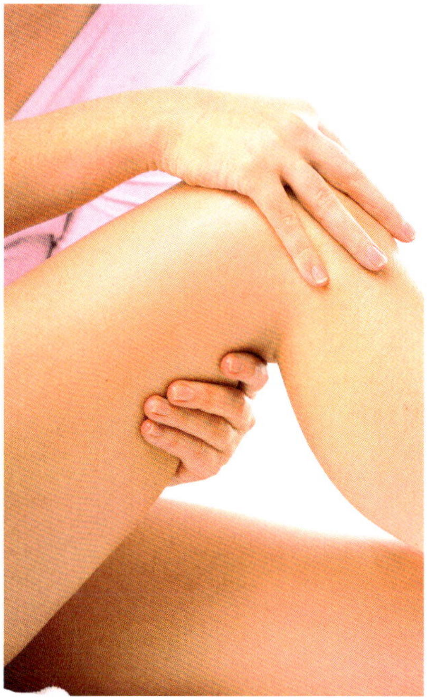

▶ Das Kniegelenk kann gut vorbeugend getapet werden.

Infrage kommt auch das Pes anserinus-Tape, ein Kombinations-Tape für den Schneidermuskel, den innenseitigen Kniebeugermuskel und den Hüftanspreizermuskel. Bei Kniegelenkergüssen werden ein Abschwellen und der Rückgang der Beschwerden durch das Knie-Tape mit mehrfacher Verstärkung an der Innen- und Außenseite unterstützt.

Achillessehnen- und Sprunggelenksschmerzen

Schmerzen im Bereich der Achillessehne und des Sprunggelenks treten bei Sportlern häufiger auf. Ursache hierfür ist eine Fehlformung des Fußgewölbes, oftmals jedoch auch ein falscher Laufschuh, sodass zunächst eine orthopädische Untersuchung angezeigt ist. Sehr häufig sind im Bereich der Fußwurzeln funktionelle Störungen festzustellen, die gezielt durch manuelle Therapie zu behandeln sind. Die dann noch bestehenden Beschwerden sind nicht selten muskulär bedingt. In diesem Falle kommt das Achillessehnen- und Sprunggelenk-Tape zur Anwendung mit dem Ziel, die Wadenmuskulatur zu entspannen, um derart die Achillessehne zu entlasten. Durch das Tape werden die Akupunkturpunkte im Achillessehnenbereich gereizt, dies unterstützt die Muskelentspannung und die Entreizung der Achillessehne. Das gleichzeitige Tapen des Sprunggelenks unterstützt die Wirkung des Achillessehnen-Tapes. Dies empfiehlt sich vor allem nach einer Verstauchung des Sprunggelenks zum Beispiel durch Umknicken oder einen Sturz.

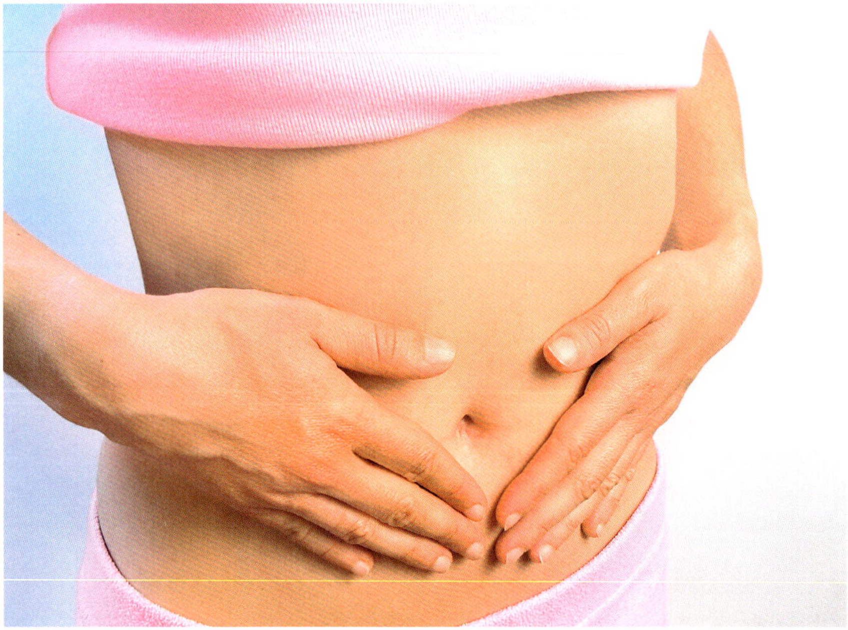

Schmerzen im Bereich des Fersensporns

Beschwerden im Bereich des Fersensporns treten besonders bei Menschen mit einem sehr hohen Fußlängsgewölbe auf. Zumeist handelt es sich hier um Schmerzen, deren Ursache im Bereich der Fußwurzel liegt. Hier gilt es zunächst, die funktionellen Störungen der Fußwurzel zu lösen. Nachbehandelnd klebt man dann das Achillessehnen- und Sprunggelenk-Tape, wobei man das Achillessehnen-Tape etwa bis zur Mitte der Fußsohle klebt.

Internistische Erkrankungen

Bei einigen internistischen Erkrankungen liegen mittlerweile gute Erfahrungsberichte vor, konkret sind dies:

- Bauchschmerzen
- Regelbeschwerden (Menstruationsbeschwerden)
- Verdauungsbeschwerden
- chronische Verstopfung
- Diarrhö (Durchfall)

Bei der Behandlung von Bauchschmerzen und Verdauungsstörungen können das Bauchmuskel-Tape (gerader Anteil) und das Bauchmuskel-Tape (schräger Anteil) in Kombination mit dem Lendenwirbelsäulen-Tape unterstützend zur Anwendung kommen. Sollte sich alleine durch Aku-Taping kein befriedigender Therapieerfolg einstellen, kann die Behandlung mit Akupunktur kombiniert werden.

◀ Auch Verdauungsbeschwerden können behandelt werden.

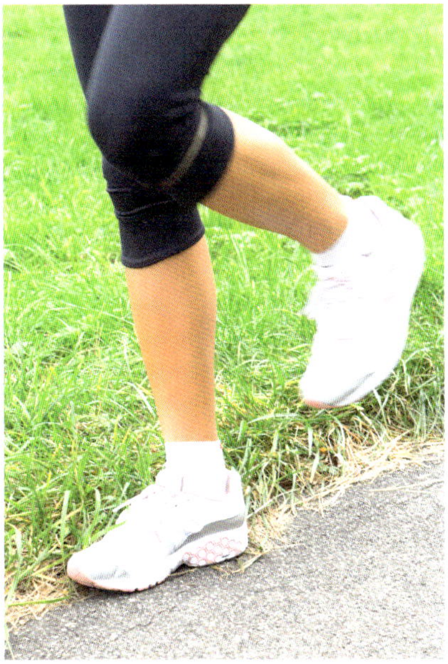

◀ Läufer haben oft Probleme mit der Achillessehne.

Schwangerschafts-beschwerden

Gerade im Rahmen der Schwangerschaft, wo häufig Beschwerden im Bereich der Lendenwirbelsäule oder des Bauchraums auftreten, kann das Aku-Taping sehr hilfreich eingesetzt werden. Wichtig ist hier die enge Zusammenarbeit mit dem Frauenarzt. Gerade bei der Selbstanwendung des Aku-Tapings während der Schwangerschaft muss der Frauenarzt unbedingt mit in das Behandlungskonzept einbezogen werden. Erfolgreich können behandelt werden:

Beschwerden im Bereich des Bauchraums

Bei Beschwerden im Bereich des Bauchraumes können das Lendenwirbelsäulen-Tape sowie die beiden Tapes Bauchmuskel-Tape (gerader Anteil) und Bauchmuskel-Tape (schräger Anteil) unterstützend zur Anwendung kommen.

Rückenbeschwerden

Rückenbeschwerden treten während der Schwangerschaft häufig auf. Das Lendenwirbelsäulen-Tape ist hier eine hilfreiche Behandlungsoption. Bei Rückenbeschwerden, die höher in den Bereich der Brustwirbelsäule reichen, empfiehlt sich zusätzlich das Brustwirbelsäulen-Tape. Bei unbefriedigendem Behandlungsergebnis kann der erfahrenere Laie zudem das Kreuzdarmbeingelenk-Tape mitkleben.

Schwangerschaftserbrechen

Aku-Taping kann ebenso bei Schwangerschaftserbrechen erfolgreich eingesetzt werden. Wichtige Akupunkturpunkte liegen dabei im Bereich des Finger- und Handbeuger-Tapes. Sollte dies alleine keine Besserung mit sich bringen, kann Akupunktur in Kombination mit Aku-Taping weiterhelfen.

Sonstige Beschwerden

Kopfschmerzen

Die Behandlung von Kopfschmerzen kann sehr gut mit unterschiedlichen Aku-Tapes unterstützt werden. Grundsätzlich unterscheidet man bei Kopfschmerzen solche, die aufgrund von Verspannungen im Schulter-/Nackengürtel entstehen, also Spannungskopfschmerzen, und solche, die gefäßbedingt sind, also Migräne oder der anfallsartig auftretende Cluster-Kopfschmerz.

Am häufigsten treten allerdings Spannungskopfschmerzen auf. Bei diesen werden die Tapes entsprechend den schmerzenden Zonen oder Arealen geklebt. So hat sich bei Kopfschmerzen, die vom Hinterhaupt bis zur Stirn bzw. den Augen ausstrahlen, das Halswirbelsäulen-Tape bewährt, in Kombination mit dem Schulterblattheber-Tape. Stehen hingegen eher Schläfenkopfschmerzen im Vordergrund, wäre zu-

> **WISSEN**
>
> **Hilft Aku-Taping bei Migräne?**
>
> Eine Migräne durch Aku-Taping zu heilen, ist nicht möglich, da Migräne durch Störungen verursacht wird, die durch Aku-Taping nicht beeinflussbar sind. Zu behaupten, wie verschiedenen Orts nachzulesen, dass Migräne eine rein muskuläre Erkrankung sei, die durch intensive Massage oder durch kinesiologisches Taping erfolgreich zu behandeln ist, halten wir im höchsten Maße für unseriös.
> Funktionelle Störungen hingegen, die im Zusammenhang mit einer Migräneerkrankung auftreten, können mit Aku-Taping erfolgreich behandelt werden.

sätzlich zu dem Halswirbelsäulen-Tape das Kapuzenmuskel-Tape mit seinem oberen und mittleren Anteil zu kleben. Bestehen Kopfschmerzen mehr in der vorderen Kopfhälfte, kommt das Rippenhalter-Tape infrage, das ist das Tape für den Bereich zwischen Schlüsselbein und Warzenfortsatz, der sich unter dem Schädelknochen hinter dem Ohrläppchen befindet.

Mit diesem einfachen Behandlungsschema ist bei Kopfschmerzen, die durch Störungen im Bereich der Halswirbelsäule verursacht werden, schon ein guter Erfolg zu erzielen. Da jedoch häufig auch Funktionsstörungen der Kopfgelenke im Vordergrund stehen und diese wiederum mit Funktionsstörungen der Kreuzdarmbeingelenke einhergehen können, ist im Weiteren eine Behandlung mit dem Kreuzdarmbeingelenk-Tape zu erwägen.

Blutergussbildung

Über dem Bluterguss wird ein Tape entsprechend dem Faserverlauf der darunter befindlichen Muskulatur flächig aufgebracht.

Entstörung von Narben

Das Entstören einer Narbe kann mittels verschiedener therapeutischer Möglichkeiten versucht werden. Das Unterspritzen mit einem entsprechenden Lokalanästhetikum oder die Akupunktur bleibt dem Therapeuten vorbehalten. Für den Laien ist hier jedoch eine Selbstbehandlung mit Aku-Taping gut möglich, das Tape sollte allerdings alle zwei Tage gewechselt werden und in maximal gestretchtem Zustand über die Narbe geklebt werden.

Ohrgeräusche (Tinnitus)

Hier kann Aku-Taping neben anderen therapeutischen Maßnahmen hilfreich sein. Zur Anwendung kommt in erster Linie das Halswirbelsäulen-Lymph-Tape. Ergänzend können bei Bedarf das Halswirbelsäulen-Tape, das Schulterblattheber-Tape, das Kapuzenmuskel-Tape und das Kreuzdarmbeingelenk-Tape aufgetragen werden.

Schwindel

Bei der Behandlung von Schwindel werden das Halswirbelsäulen-Tape und das Halswirbelsäulen-Lymph-Tape aufgetragen. Ergänzend können das Schulterblattheber-Tape, das Kapuzenmuskel-Tape und das Kreuzdarmbeingelenk-Tape eingesetzt werden.

Orangenhaut

Relativ neu ist der erfolgreiche Einsatz der Therapie bei Bindegewebsschwäche, die sich als Orangenhaut (Cellulite) zeigt. Hier ist allerdings eine konsequente und langfristige Behandlung notwendig, zudem sollte vor der Selbstanwendung des Aku-Tapings ein erfahrener Therapeut zurate gezogen werden. Die Tapes werden in maximal gestretchtem Zustand aufgeklebt. Dort, wo eine Dehnung des entsprechenden Areals möglich ist, wird dies zusätzlich vorgedehnt. Das Auftragen des Brustwirbelsäulen- und Lendenwirbelsäulen-Tapes verstärkt zusätzlich die Wirkung.

Gründe, auf Aku-Taping zu verzichten

Komplexe und strukturelle Störungen können dazu führen, dass Aku-Taping nur bedingt oder gar nicht wirkt. Und bei einigen Krankheitsbildern sollte sogar darauf verzichtet werden.

Auch Aku-Taping ist kein medizinisches Wundermittel. Es gibt verschiedene Gründe dafür, dass Aku-Taping möglicherweise keine Erfolge zeigt, und es gibt auch Fälle, in denen es nicht angewendet werden sollte.

Wenn Sie bei der Behandlung der von uns beschriebenen Beschwerden nach drei- bis viermaligem Tapen keine Besserung verspüren sollten, raten wir Ihnen dringend, Ihren Arzt oder Therapeuten aufzusuchen. Denn es gibt durchaus mehrere Möglichkeiten, die Ursache sein können, dass Aku-Taping in Ihrem Falle nicht wirkt. Das heißt: Weitere Untersuchungen und Überlegungen sind notwendig, um jene Störung ausfindig zu machen, die Ihren Beschwerden ursächlich zugrunde liegt. Möglich ist zum Beispiel, dass die Beschwerden, die Sie haben, nur einen Teilaspekt Ihrer Erkrankung darstellen. Die eigentliche Ursache Ihrer Beschwerden ist in diesem Falle eine komplexe oder möglicherweise auch strukturelle Störung, die somit einer umfassenderen Behandlung bedarf. Darüber hinaus gibt es weitere Störfaktoren, die die Wirkung des Aku-Tapings beeinträchtigen oder gänzlich verhindern.

Komplexe oder strukturelle Störungen

Liegt eine komplexe oder möglicherweise auch strukturelle Störung vor, insbesondere etwa eine chronische Erkrankung, darf man Aku-Taping nicht als alleinige Therapie einsetzen. So werden die bei einem schweren Hüftgelenksverschleiß auftretenden Kreuzschmerzen kaum durch Aku-Tapes zu beeinflussen sein. Gleiches gilt für starke Verdauungsbeschwerden, die bei Lebensmittelunverträglichkeiten (zum Beispiel gegenüber Gluten) auftreten, oder für regelmäßige, anfallsartig auftretende Migräne-Attacken. Hier wie in anderen Fällen sollte man Aku-Taping ergänzend zu weiteren medizinisch notwendigen Therapien, eventuell begleitet durch medikamentöse Schmerztherapie, Bewegungstherapie und Krankengymnastik sowie Entspannungstraining (autogenes Training, Tai Chi), anwenden.

Schmerzen im Ellenbogen

Ein Ellenbogenschmerz (Tennisellenbogen) kann ursächlich auf eine momentane Überlastung des Ursprunges der Fingerstreckmuskulatur am äußeren Oberarmknorren ausgelöst werden. Aber auch eine Überlastung des Bizeps mit Verkürzung des Muskels kann dort über eine Störung des Bewegungsspiels im Speichenköpfchengelenk am außenseitigen Ellenbogen zu Schmerzen führen.

Des Weiteren strahlen bei Funktionsstörungen der unteren Halswirbelsäule Schmerzen bis in den Bereich des Ellenbogengelenks aus. Auch gewisse Schultergelenksstörungen führen sekundär zu Schmerzen am Ellenbogen. Dies bedeutet, dass das Tapen allein am gestörten Ellenbogengelenk wenig Erfolg haben wird, wenn nicht die zugrunde liegende ursächliche Störung, also im Bereich der Halswirbelsäule, des Schultergelenkes, des Bizeps oder des Speichenköpfchengelenks mitbehandelt wird. Diese Zusammenhänge sind aber nur dem ausgebildeten behandelnden Arzt oder Therapeuten ersichtlich. Deshalb ist Expertenrat vor der Behandlung wichtig.

Sonstige Störfaktoren

Sollte sich trotz der richtigen medizinischen Indikation keine Wirkung durch das Tapen einstellen, so ist nach Störfaktoren im naturheilkundlichen Sinne zu fahnden. Eine solche Störung kann ein entzündeter Zahn oder eine chronische Nasennebenhöhlenentzündung sein, aber auch eine psychische Störung, Letzteres zum Beispiel bei Verspannungen im Schulter-/Nackengürtel. In einem solchen Fall wird durch das Aku-Taping zwar ein Nachlassen der Verspannungen zu erzielen sein, aufgrund der psychischen Störung und der damit erhöhten Muskelaktivität ist jedoch mit dem wiederholten Auftreten von Beschwerden zu rechnen. Hier wie in allen anderen genannten Fällen kann ein anhaltender Therapieerfolg nur dann eintreten, wenn die zugrunde liegende Störung mitbehandelt wird. Solche Störungen sind zum Beispiel:

Regulationsstarre

Den Begriff der Regulationsstarre kennen wir aus der Naturheilkunde. Er besagt, dass der Körper nicht mehr in der Lage ist, auf entsprechende kleine Reize zu reagieren, also insgesamt eine Blockade vorliegt. Hier ist es häufig weder mittels Akupunktur noch mittels Aku-Taping oder anderer Verfahren möglich, eine Besserung zu erzielen. Entsprechend muss auf jeden Fall zunächst eine andersartige Therapie durchgeführt werden, um diese Regulationsstarre zu beheben.

Übersäuerung

Naturheilkundlich können Übersäuerungen des Stoffwechsels ebenfalls Regulationsblockaden auslösen. Eine solche Übersäuerung festzustellen, ist sehr einfach: Messen Sie eine Woche lang, jeweils morgens und abends, den ph-Wert Ihres Speichels und Ihres Urins. Entsprechende ph-Papierstreifen und eine dazugehörige Farbtabelle erhalten Sie in der Apotheke. Legen sie einen Streifen ph-Papier in den Mund und befeuchten ihn mit Speichel. Der Teststreifen verfärbt sich. Die Farbe des Teststreifens vergleichen Sie nun mit der Farbtabelle, anhand derer Sie das Ergebnis einer Zahl zuordnen, die Sie notieren. Dann tauchen Sie einen neuen Teststreifen in den Urinstrahl, vergleichen auch diesen Streifen wieder mit der Farbtabelle und notieren die entsprechende Zahl ebenfalls in einem Protokoll. Zusätzlich verfassen Sie ein Ernährungsprotokoll, indem Sie eine Woche lang alle Lebensmittel, einschließlich der Getränke, die Sie zu sich nehmen, notieren. Urin-ph-Werte unter 6 legen eine Übersäuerungsreaktion nahe. Ein erfahrener naturheilkundlicher Arzt kann Ihnen dann

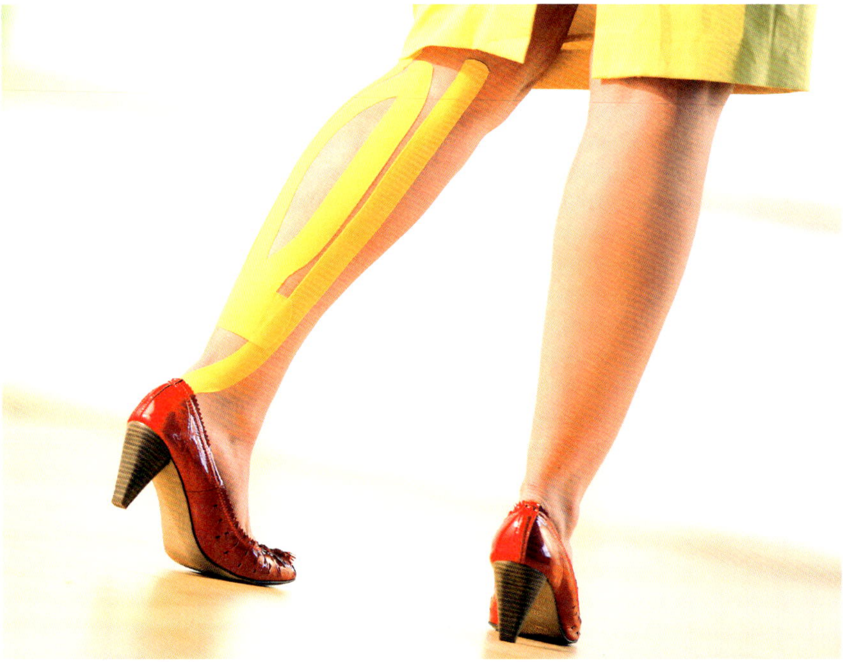

◀ Aktaping macht nur Sinn, wenn Störfaktoren ausgeschaltet werden ...

aufgrund der gemessenen ph-Werte und des angefertigten Ernährungsprotokolls sicher weiterhelfen und eine entsäuernde Therapie einleiten. Wichtig ist, dass Sie sich nicht selbst therapieren, da sich bei bestimmten Steinleiden (Nierensteine) hierdurch Ihr Zustand verschlechtern kann.

Narbenbildungen

Sie können nach naturheilkundlichen Überlegungen Störungen überall im Körper auslösen. Hier besteht jedoch die Möglichkeit, die Narben zu entstören, etwa durch das Aufbringen eines Tapes über der entsprechenden Narbe.

Aku-Taping nicht anwenden bei ...

Wie bereits mehrfach festgestellt: Aku-Taping ist kein Wundermittel! Entsprechend gibt es selbstverständlich auch Beschwerdebilder, bei denen eine Behandlung mit Aku-Taping entweder keinen Erfolg verspricht oder sogar abträglich ist. Auch Patienten mit bestimmten Erkrankungen sollten nicht getapet werden. Solche Krankheitsbilder bzw. Patienten sind allem voran:

Schulmedizinisch nicht abgeklärte Krankheitsbilder

Es ist zwingend erforderlich, vor der Behandlung mit Aku-Taping das Beschwerdebild und dessen Ursachen, gegebenenfalls auch fachärztlich, abklären zu lassen.

Schwere Gerinnungsstörungen

Manche Patienten bekommen wegen bestimmter Durchblutungsstörungen von ihrem Arzt regelmäßig gerinnungshemmende Medikamente (z. B. Marcumar) als Tablette oder über Spritzen verabreicht. Im Extremfall kann es bei diesen Menschen durch das Tapen zu Blutergüssen kommen. Patienten, die gerinnungshemmende Medikamente nehmen, müssen deshalb vor der Anwendung des Aku-Tapings unbedingt mit ihrem behandelnden Arzt sprechen. Patienten mit schweren Gerinnungsstörungen, die teils erblich bedingt sind und bei denen die Blutgerinnung deutlich herabgesetzt ist, sollten grundsätzlich nicht getapet werden. Nur so lassen sich Komplikationen vermeiden.

Psychische Probleme

Jede Erkrankung hat ihre psychosomatische Entsprechung. Das bedeutet, dass eine Mitbehandlung der psychischen Situation durch Aku-Taping sicherlich möglich und wünschenswert ist. Wie bei vielen Regulationstherapien kann aber auch hier zunächst eine Verschlechterung der Situation eintreten. Dies ist auf jeden Fall zu berücksichtigen. Bei schwereren psychischen Erkrankungen wie Depressionen oder Psychosen ist vor der Behandlung mit Aku-Taping ein entsprechender Facharzt zu konsultieren. Er kann nötigenfalls eine geeignete Psychotherapie einleiten.

Komplikationen in der Schwangerschaft

Bei Risikoschwangerschaften, Infektionen, ausgedehnten Ödemen im Rahmen einer Schwangerschaftsgestose und vorzeitigen Wehen sollten Sie Aku-Taping nicht anwenden. Bei regulär verlaufenden Schwangerschaften gibt es dagegen zahlreiche sinnvolle Anwendungsmöglichkeiten. Auch hier gilt aber, dass Sie Aku-Taping nur nach Rücksprache mit dem Arzt oder der Hebamme anwenden sollten.

Das Aku-Tape: Infos und Tipps

Nachstehend finden Sie eine Vielzahl von hilfreichen Informationen und Tipps rund um das Tapen. Diese erleichtern Ihnen die Auswahl, die Handhabung und praktische Anwendung der Aku-Tapes.

Woraus bestehen Aku-Tapes, wie sehen sie aus? Kann man mit Aku-Tapes duschen oder auch in die Sauna gehen? Wie oft müssen sie erneuert werden? Wie lange dauert eine Therapie mit Aku-Tapes und wie vermeidet man Fehlschläge? Antworten auf diese Fragen finden Sie hier.

Beschaffenheit des Aku-Tapes

- Das Aku-Tape besteht aus einem dehnbaren Baumwollstoff ohne Latexanteile. In Längsrichtung ist es etwa 130 % bis 140 % dehnbar, in Querrichtung hingegen besteht eine lediglich geringe Dehnbarkeit; die Eigenelastizität beträgt ca. 10 %.
- Das Aku-Tape ist einseitig mit einem Acrylkleber versehen. Acrylkleber sind thermoplastisch, das heißt, sie dehnen sich beim Erhitzen aus bzw. ziehen sich beim Abkühlen zusammen. Allergien gegen Acrylkleber sind relativ selten.
- Der wellenförmig aufgebrachte Kleber gewährleistet, dass auch die klebende Fläche des Tapes luftdurchlässig ist, sodass die Haut atmen kann.
- Die verwendeten Tapes sind wasserdurchlässig, das heißt, es ist durchaus möglich, mit Aku-Tapes zu duschen oder in die Sauna zu gehen, da die Tapes das Wasser nicht speichern und somit auch nicht verhindern, dass über die Haut Feuchtigkeit abgegeben wird.

WICHTIG

Selten, aber möglich: Nebenwirkungen des Tapens

In seltenen Fällen können auch beim Aku-Taping Nebenwirkungen auftreten, meist hervorgerufen durch eine Irritation der Haut über den Arealen, die getapet wurden. Mögliche Nebenwirkungen sind:

Juckreiz Bei Patienten, die eine sehr empfindliche Haut haben, kann es durch das Kleben der Tapes manchmal zu Rötungen der Haut oder zu Juckreiz kommen. Dies ist jedoch außerordentlich selten, zudem können die Tapes gegebenenfalls absolut unkompliziert entfernt werden.

Allergische Reaktionen Allergische Reaktionen werden selten beobachtet. Selbst in unserer Praxis – wir behandeln viele Neurodermitiker und Menschen mit chronischen Hauterkrankungen – treten allergische Reaktionen nach dem Aufkleben der Tapes sehr selten auf. Kommt es jedoch zu solchen allergischen Reaktionen, müssen die Tapes abgenommen werden. In aller Regel klingt die allergische Reaktion nach ein bis zwei Tagen ab. Selten sind medikamentöse Therapien notwendig. Eine stärkere allergische Reaktion ist allerdings nicht auszuschließen. Sollte es bei der Anwendung zu stärkeren allergischen Reaktionen kommen, sollten Sie Ihren Hausarzt konsultieren.

- Was die Tapes nicht vertragen, ist Salzwasser. Hier lösen sie sich relativ schnell ab – deshalb besser nicht damit im Meer baden.
- Schwitzt hingegen die Haut unter den Tapes, so führt dies nicht dazu, dass sich die Tape-Verbände vorzeitig ablösen.

Praktische Tipps

Nachstehend finden Sie einige Infos und Tipps, die Sie beim Tapen unbedingt berücksichtigen sollten. Denn auch hiervon hängt zum Beispiel die Hautverträglichkeit sowie das im Grunde einfache Handhaben des Tapes ab, und somit natürlich auch der Erfolg des Tapens selbst.

Beschaffenheit der Haut

Die Haut in dem zu behandelnden Areal sollte trocken und nicht fettig sein. Gegebenenfalls muss die Haut zunächst mit einem feuchten Tuch gereinigt und dann mit einem Handtuch getrocknet werden.

Starke Behaarung

Problematisch ist bei sehr behaarten Männern die Haftbarkeit des Tapes, hier empfiehlt es sich, die Haare mit einer Schere soweit wie möglich zu kürzen, auf gar keinen Fall jedoch zu rasieren. Hierbei entstehen – oft unbemerkt – kleinste Hautschädigungen, die sich unter dem Tape schnell entzünden könnten.

Helfende Hände

Bei vielen Anwendungen werden Sie alleine das Tape nicht auflegen können (z. B. am Rücken), hier benötigen Sie die Hilfe eines Partners.

Vordehnung

Bevor Sie mit dem Tapen beginnen, werden die zu behandelnden Körperareale vorgedehnt, das bedeutet, dass die Muskelansätze und Muskelursprünge in eine möglichst weite Entfernung voneinander gebracht werden. Zu diesem Zweck müssen, beispielsweise beim Anlegen eines Handbeuger-Tapes, das Handgelenk maximal überstreckt sowie das Ellenbogengelenk gestreckt werden.

Abmessen und Vorbereiten der Tapes

In dieser Armhaltung wird zunächst die Länge des Tapes bestimmt und das Tape dann entsprechend „zugeschnitten“. Um zu verhindern, dass sich das Tape vorzeitig an den Ecken löst, rundet man zudem diese vor dem Kleben ab. Dann fasst man ein Ende des Tapes mit beiden Händen, reißt das Papier ein und zieht es ein Stück weit ab.

Kleben der Tapes

Bleiben wir beim Beispiel des Handbeuger-Tapes: Den Arm in Vordehnung bringen! Das Ende des Tapes wird nun auf die Muskelursprünge der Fingerbeuger im Bereich des inneren Oberarmknorrens geklebt. Von hier aus wird das Tape, ohne dieses zu spannen, vom Papier abgezogen und entlang der Unterarmmuskulatur bis zur Handinnenfläche aufgelegt. Danach wird das Tape von der Mitte zu den Rändern hin festgeklebt. Dabei ist darauf zu achten, dass der Druck beim Aufkleben, ähnlich wie beim Kleben einer Tapete, nicht zu stark ist, da sich das Tape ansonsten leicht verschiebt oder Falten wirft. Nach etwa einer halben Stunde entfaltet der Kleber durch die Körperwärme seine optimale Haftung.

Wechseln der Tapes

Ein Tape kann zwischen drei und sieben Tage auf der Haut bleiben. In der Regel halten sie so lange und gehen auch beim Duschen nicht ab.

Vorzeitiges Ablösen der Tapes

Je nach Schweißbeschaffenheit kann sich das Tape allerdings vorzeitig ablösen, Sie können es jedoch problemlos ersetzen. Auch Aku-Tapes an Händen und Füßen lösen sich häufig vorzeitig ab. Ein zusätzliches, quer geklebtes Tape kann hier Abhilfe schaffen. Bei Tapes im Bereich des Fußes empfiehlt es sich darüber hinaus, über dem Tape eine dünne Socke zu tragen, um insbesondere in der Nacht ein Abreiben des Tapes durch Körperbewegungen zu verhindern.

Schmerzen beim Ablösen

Sollte umgekehrt das Ablösen der Tapes zu schmerzhaft sein, empfiehlt es sich, die Tapes zunächst gut zu durchnässen. Nach einer kurzen Einwirkzeit lassen sie sich meist ohne große Mühe entfernen.

Farben der Aku-Tapes

Die Tapes werden überwiegend in drei Farben angeboten: pink, blau und hautfarben. Die Beschichtung des Acrylklebers ist bei allen drei Tapes identisch, nur die Farbe des Baumwollstoffes ist unterschiedlich.

Manche Patienten berichten nach dem Aufkleben des pinkfarbenen Tapes über eine deutliche Wärmeentwicklung. Andere Patienten geben nach Aufkleben des blauen Tapes eine Kälteempfindung an. Solche Beobachtungen kennen wir auch aus der Lichttherapie. Eine genaue Einordnung dieses Phänomens ist zurzeit jedoch nicht möglich. Prinzipiell kann man sich diese Beobachtung jedoch zunutze machen.

Wie die Farben der Tapes wirken, muss im Einzelnen ausprobiert werden, es ist durchaus möglich, dass eine Farbe als unangenehm empfunden wird, dieses Tape sollte dann entfernt und durch ein andersfarbiges ersetzt werden. Zunächst kann man jedoch wie folgt vorgehen:

Blaue Tapes

Bei Erkrankungen mit starker Rötung und/oder Hitzebildung, also bei Auftreten von Wärme, sollte eher das „kältere", also das blaue Tape, verwendet werden. Auch bei akuten Zuständen, die insbesondere mit einer Schwellung, auch von Gelenken, einhergehen, sind meist eher die blauen Tapes wirksam.

Pinkfarbene Tapes

Bei chronischen Erkrankungen, zum Beispiel bei Arthrosen, die nicht mit einer Wärmeentwicklung einhergehen, sollte eher das „wärmere", also das rote Tape benutzt werden. Bei chronischen Beschwerden mit anhaltenden, meist dumpf-ziehenden Beschwerden liegt nach chinesischem Verständnis häufig eine energieleere Situation vor. Bei derartigen Zuständen haben sich häufig die pinkfarbenen Tapes bewährt, da eine Reihe von Patienten hier über ein angenehmes Wärmegefühl nach Aufbringen der Tapes berichten.

Hautfarbene Tapes

Das hautfarbene Tape kann unabhängig von diesen Beobachtungen immer benutzt werden. Es ist nach unserer Erfahrung energetisch als neutral aufzufassen. Hautfarbene Tapes eignen sich besonders für Gesicht und Hals oder andere sichtbare Bereiche.

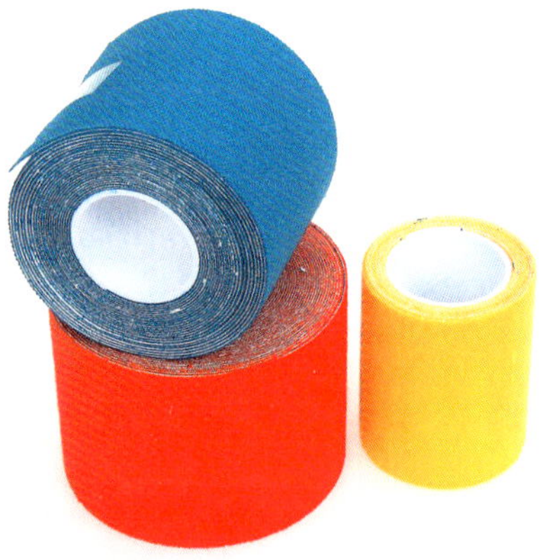

▲ Verschiedene Farben können unterschiedlich wirken.

Was sonst noch wichtig ist

Abgesehen von den Tipps zum Auftragen und Wechseln des Tapes auf den vorangegangenen Seiten gibt es weitere wichtige Dinge, die Sie vor der ersten Anwendung wissen sollten. Hierzu gehört z. B. das Wissen um die zu behandelnde Körperregion, die Therapiedauer und weitere Punkte, die im Folgenden besprochen werden.

Welche Tapes helfen mir?

Jede Behandlung ist unterschiedlich und leitet sich von den vorliegenden Schmerzen oder Beschwerden ab. In der Tabelle „Beschwerden von A – Z" (ab S. 44) finden Sie zu jedem Beschwerdebild in der Regel zwei bis drei Aku-Tapes, die idealerweise alle angelegt werden. Alternativ können Sie – gerade bei Tapes, die sehr nah beieinander oder übereinander liegen – nacheinander ausprobieren, welches Tape Ihnen am besten hilft. Weil jeder Mensch anders ist, zeigen sich durchaus individuelle Unterschiede in der Reaktion auf dasselbe Tape. Mit ein wenig Geduld und Aufmerksamkeit, eventuell mit Hilfe eines erfahrenen Therapeuten, werden Sie bald die idealen Tapes für Sie finden.

Welche Körperregion ist zu behandeln?

Dies richtet sich in erster Linie nach dem Hauptschmerzort. Die Tapes sind so entwickelt worden, dass sie den Hauptschmerzort in der Regel bedecken oder ihn mit einschließen. Der Sie betreuende Therapeut wird darüber hinaus weitere Regionen bestimmen, die mitbehandelt werden müssen, um den Behandlungserfolg sicherzustellen. Grundsätzlich gilt: Dieses Buch bietet zwar wertvolle Informationen und Anleitungen für eine Eigenbehandlung, diese kann jedoch ein gegebenenfalls notwendiges, umfassendes Behandlungskonzept nicht ersetzen.

Therapiedauer

Bei chronischen Erkrankungen ist mit mehrwöchigen Behandlungen zu rechnen, in der Regel sind zwei bis drei Tapes im wöchentlichen Abstand sinnvoll. Bei akuten Erkrankungen reichen zumeist drei bis fünf Behandlungen. Vorbeugend, zum Beispiel im Sport, werden die Tapes vor der sportlichen Aktivität geklebt und danach wieder entfernt.

Wie vermeidet man Fehlschläge?

Fehlschläge lassen sich in allererster Linie dadurch vermeiden, dass man sich zunächst von einem Arzt untersuchen lässt. Ergibt eine solche Untersuchung, dass eine funktionelle, also grundsätzlich behebbare Störung vorliegt, so ist eine die Behandlung begleitende Therapie mit Aku-Taping sicherlich Erfolg versprechend.

Sollte eine Therapie mit Aku-Taping trotzdem keine spürbare Besserung der Beschwerden mit sich bringen, so kann dies verschiedene Ursachen haben. Möglicherweise wurden die Tapes falsch angelegt. In diesem Falle sollte zunächst die Klebetechnik anhand der Beispiele im Praxisteil des vorliegenden Buchs überprüft werden. Auch die verschiedenen Farben der Tapes können eine Ursache darstellen. So kann ein Patient das blaue Tape als wirkungsvoll und angenehm empfinden, während dieses von einem anderen Patienten bei gleicher Erkrankung als wirkungslos und unangenehm empfunden wird. Hier gilt es auszuprobieren.

Cross-Taping: Akupunktur ohne Nadeln

Die sogenannten Cross-Tapes sind kleine Pflaster, die es in sich haben: Sie kombinieren das Prinzip des Tapings mit dem der Akupunktur, indem sie einen winzigen, tiefenwirksamen Gewebereiz setzen.

Ebenso wie das Aku-Taping ist auch das Cross-Taping – die gezielte Stimulation von Akupunkturpunkten mithilfe kleiner Spezialpflaster – eine relativ junge Behandlungsmethode, die bei einer Vielzahl von Beschwerden unkompliziert angewendet werden kann. Cross-Taping wirkt am besten als „Behandlungsverstärker“ zu den schon vorgestellten Aku-Tapes. Energieblockaden werden so gelöst, die Selbstheilungskräfte stimuliert und das innere Gleichgewicht des Körpers wiederhergestellt. Das folgende Kapitel gibt Ihnen zunächst einen kurzen Überblick über die Funktionsweise und Anwendungsgebiete des Cross-Tapings. Im Praxisteil erfahren Sie zu jedem einzelnen Beschwerdebild, wo Sie die Tapes anlegen sollten und in Verbindung mit welchem Aku-Tape sie am wirksamsten sind.

Worauf basiert Cross-Taping?

Cross-Taping beruht auf dem Wirkprinzip der Akupunktur (siehe auch S. 14). Die behandelten bzw. gepflasterten Stellen entsprechen genau definierten Punkten, die auf den „Energie-Leitbahnen“ (Meridianen) entlang des Körpers angeordnet sind. In den zwölf paarigen Hauptbahnen und acht unpaarigen Extrabahnen kreist nach der Lehre der Traditionellen Chinesischen Medizin die Lebensenergie „Qi“ mit ihren Anteilen Yin und Yang (siehe auch S. 13). Diese beiden Kräfte sind im Körper immer gemeinsam, jedoch als Gegenspieler, aktiv. Bei gesunden Menschen stehen sie im Gleichgewicht zueinander. Narben, Verklebungen oder Entzündungen im Köper führen dagegen zu einem Ungleichgewicht. Genau hier setzt die Akupunktur – und damit auch das Cross-Taping – an: Um das Gleichgewicht der Lebensenergien wieder herzustellen, werden bestimmte Punkte der betroffenen Meridiane gezielt stimuliert. Die behandelten Punkte können weit entfernt vom Ort des eigentlichen Schmerzgeschehens liegen, denn die Leitbahnen verlaufen über den gesamten Körper. Die traditionelle chinesische Akupunktur kennt insgesamt etwa 400 Akupunkturpunkte. Für uns sind jedoch nur einige davon wichtig.

▶ Cross-Tapes (z. B. Cross Tapes®, Cross Patch, Gitter Tapes u. a.) stimulieren gezielt einzelne Akupunktur-Punkte.

Wie wirkt es?

Mit ihren weit über 2000 Jahre zurückreichenden Wurzeln ist die Akupunktur eine der ältesten und am weitesten verbreiteten Heilmethoden der Welt. Ihr Wirkprinzip ist für die von westlichem Denken geprägte Schulmedizin bisher nicht erfassbar. Immerhin fand man mithilfe der Kernspintomografie heraus, dass Gehirnbereiche,

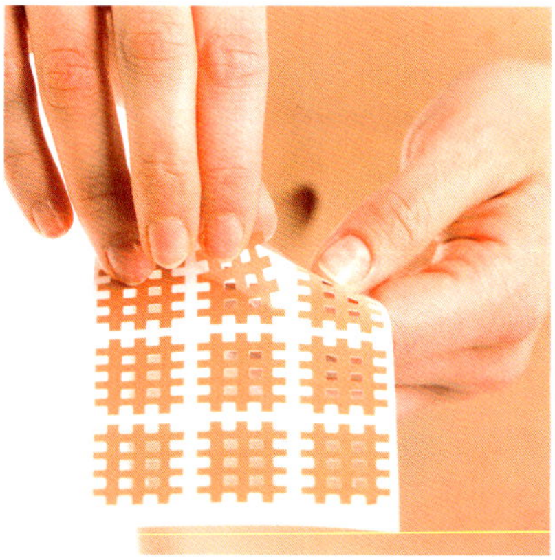

die mit einem stimulierten Akupunkturpunkt in Verbindung stehen, eine erhöhte Aktivität zeigen. Dass Akupunktur bei vielen Beschwerden – z. B. chronischen Kopf-, Rücken- und Gelenkschmerzen – wirksam ist, wurde in den letzten Jahren in breit angelegten Studien nachgewiesen. Schwangere, die ab der 36. Woche akupunktiert werden, erleiden nachweislich weniger Schmerzen bei der Geburt und gebären schneller. Aus diesen Gründen bezahlen inzwischen auch die meisten Krankenkassen bei bestimmten Indikationen Akupunktur-Sitzungen.

Wissenswert ist, dass man nicht unbedingt Nadeln benutzen muss, um die positive Wirkung der Akupunktur zu nutzen. Die Reizmöglichkeiten reichen vom Nadelstich (klassische Akupunktur) über Fingerdruck oder Massage (Shiatsu, Akupressur) bis zum Erhitzen (Moxibustion) oder auch Lasern der Punkte. Sämtliche bekannten Methoden verfolgen das gemeinsame Ziel, den Fluss der Lebensenergie zu regulieren und ein verlorenes Gleichgewicht wieder herzustellen. Das Cross-Taping reiht sich hier als neue, unkomplizierte und von Laien problemlos anwendbare Methode ein. Die Reizung der Akupunkturpunkte erfolgt über ein leicht anzulegendes kleines Pflaster. Der Vorteil liegt in einer sanften, aber dauerhaften Gewebestimulation und der konstanten Art des Reizes. In der Tiefe werden dadurch Verklebungen gelöst und der Energiefluss angeregt. Unerwünschte Nebenwirkungen sind in aller Regel nicht zu erwarten.

Wann kann ich Cross-Taping anwenden?

Auch für das Cross-Taping gilt: Lassen Sie neu aufgetretene Beschwerden immer ärztlich abklären, bevor Sie sich selbst behandeln oder die vom Arzt eingeleitete Behandlung unterstützen.

Diese einfache Regel vorausgesetzt, kann Cross-Taping bei einer Vielzahl von Beschwerden angewendet werden, z. B. bei

- Erkrankungen des Bewegungsapparats (Rücken-, Knie-, Hüftschmerzen, Halswirbelsäulen- und Brustwirbelsäulen-Syndrom, Schulter- und Ellbogenschmerzen)
- Kopfschmerzen
- Atemwegserkrankungen (Asthma, Bronchitis, Nasennebenhöhlenentzündung)
- „Frauenleiden" (prämenstruelles Syndrom, Regelbeschwerden, Wechseljahresbeschwerden)
- Verdauungsbeschwerden (Blähungen, Verstopfung, Bauchschmerzen)
- Erschöpfungszuständen
- Schwindel
- Ohrgeräuschen
- Reizblase
- Hautekzemen

In der Schwangerschaft und Geburtsvorbereitung ergeben sich ebenfalls viele Anwendungsmöglichkeiten, z. B. bei Schwangerschaftserbrechen, Schmerzen im Bauch- und Rückenbereich oder zur Schmerzlinderung während der Geburt.

Tipp

Am Anfang des Praxisteils finden Sie unter „Beschwerden von A – Z" (siehe S. 44) zu jedem Beschwerdebild ein oder mehrere geeignete Aku-Tapes und gegebenenfalls auch die verstärkenden kleinen Tapes.

Welche Tapes brauche ich?

Das Taping der Akupunkturpunkte erfolgt mit kleinen, gitterartigen Spezialtapes (z. B. Cross Tape®, Cross Patch, Gitter Tape u. a. – Bezugsquellen siehe S. 123), die in verschiedenen Größen zwischen eineinhalb und fünf Zentimetern erhältlich sind. Für alle nachfolgend beschriebenen Anwendungen verwenden Sie am besten kleinere bis mittelgroße Varianten. Eine Vordehnung des Gewebes oder ein Stretchen des Pflasters ist beim Auftragen nicht nötig. An schwer zu erreichenden Stellen (Rücken) empfiehlt es sich auch hier, sich von einem Taping-Partner helfen zu lassen. Diese Tapes werden übrigens immer beidseits (rechts und links der Körpermitte) aufgetragen. Bei rechtsseitigen Kiefergelenksbeschwerden tragen Sie die Pflaster einfach beidseits auf der linken ***und*** rechten Gesichtshälfte auf. Sie können durchschnittlich drei bis sieben Tage auf der Haut verbleiben. Danach sollten sie gewechselt werden.

Der menschliche Körper: eine kleine Rundreise

Die Bezeichnungen der Knochen und Muskeln, die in diesem Buch erwähnt werden, sind nicht immer sehr geläufig. Eine kleine „Rundreise“ soll Ihnen den menschlichen Körper veranschaulichen.

Auf den Fotos, die im Praxisteil dieses Buches die selbsttätige Anwendung des Aku-Tapings demonstrieren, sind die Muskeln und Gelenke, die getapet werden, jeweils deutlich zu erkennen. Zum besseren Verständnis, wie diese Muskeln, Gelenke und auch Knochen im Einzelnen verlaufen, möchten wir Sie hier auf eine kleine Reise mitnehmen, die Ihnen ein umfassenderes Bild des menschlichen Körpers, seiner Regionen und Strukturen, das heißt, wichtigsten anatomischen „Landmarken“ vermittelt (siehe dazu auch die Abbildungen auf der nächsten Doppelseite).

Kopf-, Brustkorb- und Bauch-Beckenregion

An der Rückseite des Kopfes, zwischen Hinterhauptschuppe, dem siebten Halswirbel und dem Dornfortsatz des siebten Halswirbels einerseits und der Schulterdachhöhe andererseits erstreckt sich der Kapuzenmuskel (M. trapezius), der häufig zu Verspannungen neigt. Er reicht bis zum zwölften Brustwirbel hinunter, der, liegt man auf dem Bauch, den kürzesten Dornfortsatz aufweist. Die Dornfortsätze der Wirbel befinden sich in der Mitte der Schweißrinne am Rücken. Links und rechts der Schweißrinne ist bei kräftigen Menschen der Wirbelsäulen-Auftrichtemuskel (M. erector spinae) beidseits der Lenden- und Brustwirbelsäule deutlich zu sehen. Unterhalb der Schulterblätter kann man jeweils einen Teil des größten Muskels des Menschen, den breiten Rückenmuskel (M. latissimus dorsi) tasten. Er bildet auch die muskulöse Grundlage der hinteren Achselfalte. Die vordere Achselfalte wird dagegen durch den Brustmuskel (M. pectoralis) geformt.

Seitlich am Hals befinden sich die Rippenhaltermuskeln (Mm. scaleni). An der Halsvorderseite sind Schlüsselbeine, Brustbein und Rippen gut zu tasten, weiter unten auch die Brustbeinspitze. Etwas oberhalb von ihr setzen die knorpeligen Teile der sechsten bis zehnten Rippe am Brustbein an. Von der Brustbeinspitze aus beidseits abfallend verläuft der Rippenbogen, der den Brustkorb zum Bauch hin abgrenzt. Vom vorderen und seitlichen Brustkorb bis hinab zum Schambein und zum Beckenkamm verläuft die Bauchmuskulatur mit ihren verschiedenen Anteilen. Der Unterbauch wird rechts und links durch die kräftigen, seitlich leicht zu tastenden Darmbeinschaufeln begrenzt.

Das Becken besteht aus zwei Teilen, die an der Vorderseite durch die Schambeinfuge, an der Rückseite über das Kreuzbein, das Ende der Wirbelsäule, verbunden sind. Das Becken ist die Schaltstelle zwischen Wirbelsäule, Beckenorganen und Beinen. Somit können Störungen in den Beingelenken und von Organen im kleinen Becken, wie Blase und Gebärmutter bei der Frau, der Prostata beim Mann sowie des Darms, zu funktionellen Störungen auch der Wirbelsäule führen. Von der Innenseite der Darmbeinschaufeln und von den Lendenwirbeln entspringt der tief gelegene Hüft- und Lendenbeuger (M. psoas), der gemeinsam mit dem Darmbeinmuskel (M. iliacus) am Oberschenkelknochen ansetzt und das Bein nach vorne anhebt.

Arme

Die Arme sind über die Schulterblätter, die an der Rückseite des oberen Brustkorbabschnitts zu tasten sind, am Rumpf befestigt. Kräftige Muskelschlingen verbinden den Oberarmknochen zum Rücken hin mit dem Schulterblatt und zur Brust hin mit dem Brustbein und dem Schlüsselbein. Vom oberen Schulterblattwinkel zieht der Schulterblattheber (M. levator scapulae) zur Halswirbelsäule. Am inneren Schulterblattrand zieht in der Tiefe der Rautenmuskel (M. rhomboideus) das Schulterblatt zur Wirbelsäule heran. Sehr gut zu tasten sind Schulterblattgräte und Schulterblatthöhe, ein je kräftiger Knochenvorsprung am oberen Rand bzw. an der Außenseite des Schulterblatts. Sie verhindern, dass der Oberarmkopf nach oben aus der Gelenkpfanne rutscht. Von dort und vom Schlüsselbein aus entspringt der Dreiecksmuskel (M. deltoideus), der den Arm seitlich anhebt. Teilweise von ihm verdeckt verläuft der Grätenmuskel (M. supraspinatus,) der von der Schulterblattgräte zum Oberarmkopf zieht. Auch er hebt den Arm seitlich an.

An der Vorderseite des Oberarms erstreckt sich bis zum Ellenbogen der Ellenbogenbeugermuskel (M. biceps brachii), ein gut tastbarer und sichtbarer Muskel, an der Rückseite des Oberarms bis zum Ellenhaken der Ellenbogenstreckermuskel (M. triceps brachii). Am Ellenbogengelenk ist außenseitig der äußere Oberarmknorren zu tasten. An ihm setzt die Fingerstreckmuskulatur, am inneren Oberarmknorren die Fingerbeugemuskulatur an. Am Handgelenk sind an der Innenseite der Griffelfortsatz der Elle und an der Außenseite jener der Speiche gut zu tasten. Daran schließen sich die Knochen der Handwurzel an. Etwa zwei Fingerbreit weg vom Griffelfortsatz der Speiche befindet sich das Daumensattelgelenk, das häufig zu Gelenkverschleiß neigt.

Beine

An den Hüftgelenken befinden sich außen gut tastbar (etwas tiefer als Schambeinhöhe) die großen Rollhügel. Dort setzen große Teile der Hüftabspreizmuskulatur (Abduktoren), die entlang der äußeren Darmbeinschaufel entspringen, an. Die Hüftabspreizer führen das Bein weg von der Körpermitte. Stärkster Abduktor ist der größte Gesäßmuskel (M. glutaeus maximus). Er ist der voluminöseste Muskel des Menschen und – nach der Kaumuskulatur – der zweitkräftigste. An der Innenseite der Hüfte finden sich komplementär dazu die Hüftanspreizmuskeln (Adduktoren), die das Bein zur Körpermitte heranziehen.

Am Kniegelenk finden wir die innere und die äußere Oberschenkelrolle. Zwischen diesen gleitet die Kniescheibe, eine Art Sesambeinchen (= Umlenkrolle). Sie verbindet den geraden Oberschenkelmuskel (M. rectus femoris), der im unteren Teil der Beckenschaufel entspringt, mit einem Knochenvorsprung an der Vorderseite des Schienbeinkopfs. Der gerade Oberschenkelmuskel bildet zusammen mit drei anderen Muskeln den vierköpfigen Oberschenkelmuskel (M. quadriceps femoris), einen sehr kräftigen Kniestrecker. Auf der Rückseite des Oberschenkels finden wir die ebenfalls kräftige Kniebeugemuskulatur (ischiocrurale Muskulatur).

Der Unterschenkel erstreckt sich vom Kniegelenk zum Sprunggelenk. Am Kniegelenk ist außen, etwas zur Kniekehle hin, das Köpfchen des Wadenbeins zu tasten. An der vorderen Außenseite des Unterschenkels, zwischen Wadenbein und Schienbein, befindet sich die fußhebende Muskulatur, mit der wir den Fuß zum Knie hin ziehen. An der Rückseite des Unterschenkels liegt die Wadenmuskulatur, mit der wir den Fuß vom Knie weg strecken. Am Sprunggelenk findet sich innenseitig der Innenknöchel, an der Außenseite der Außenknöchel. Auf dieser Höhe findet im oberen Sprunggelenk das Heben und Senken des Fußrückens statt. Weiter unten, im unteren Sprunggelenk, wird eine Neigebewegung des Fußes ermöglicht. Kurz vor dem Fersenbein ist die kräftige, zu Entzündungen neigende Achillessehne zu tasten.

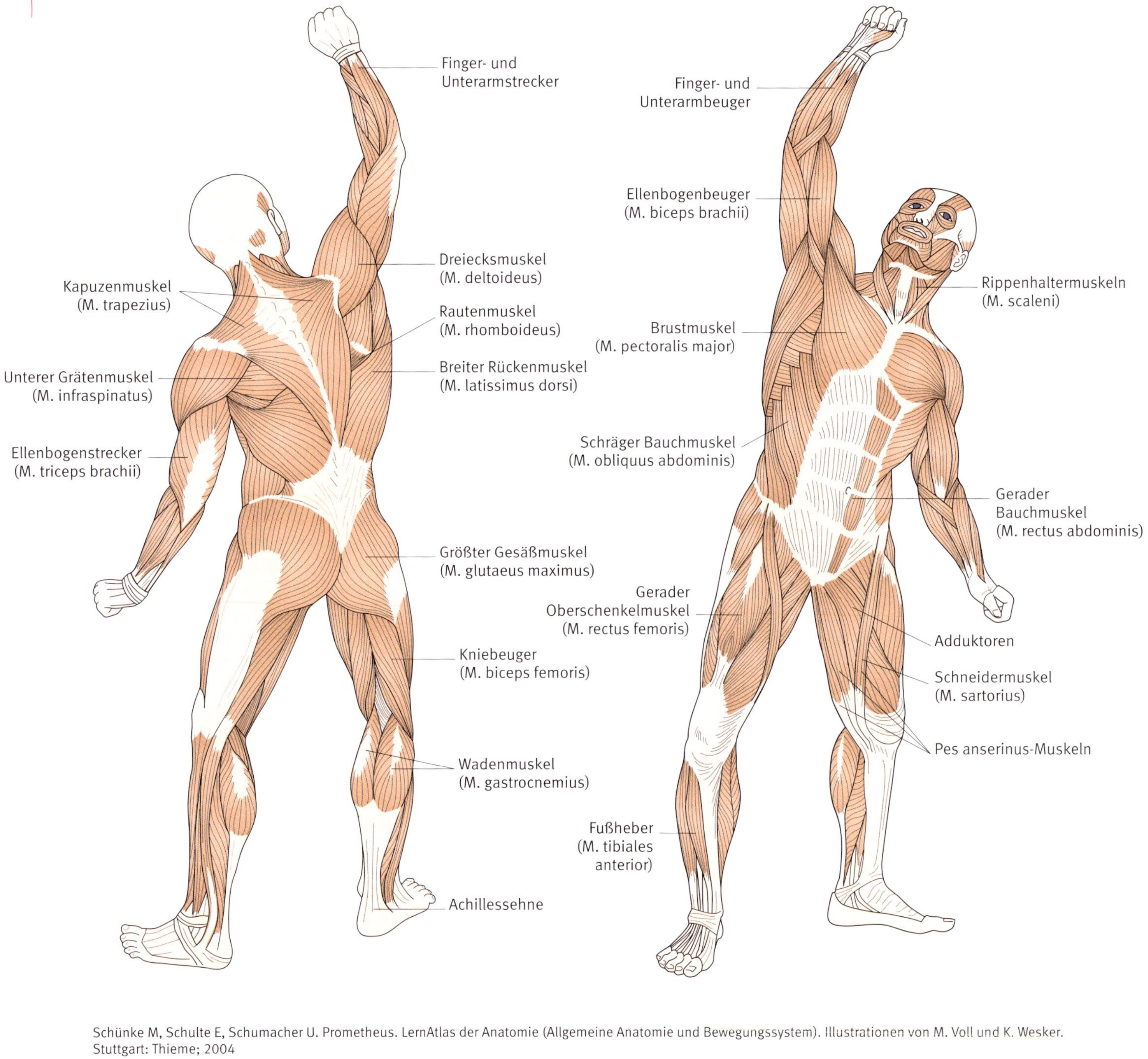

Schünke M, Schulte E, Schumacher U. Prometheus. LernAtlas der Anatomie (Allgemeine Anatomie und Bewegungssystem). Illustrationen von M. Voll und K. Wesker. Stuttgart: Thieme; 2004

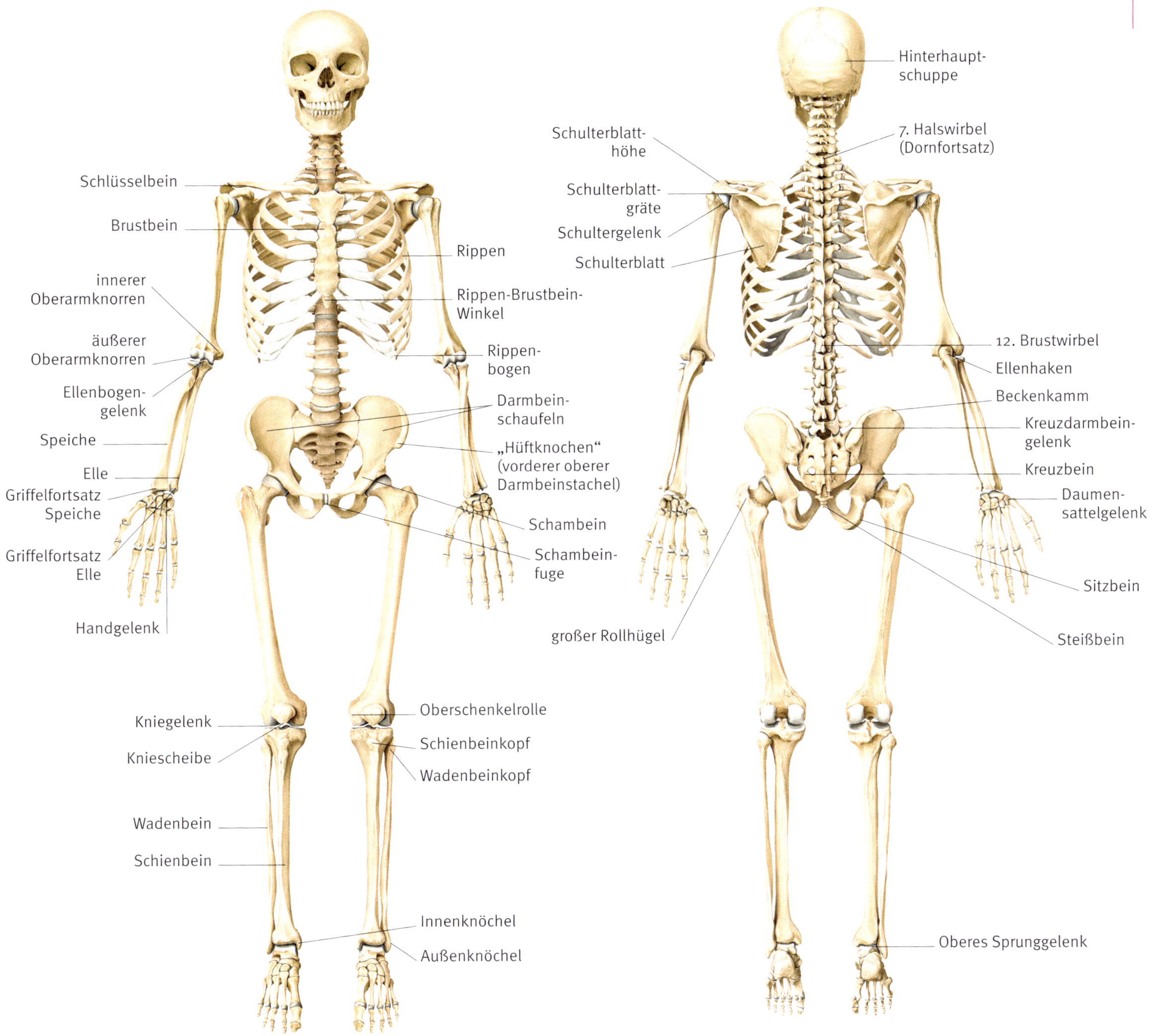

Schünke M, Schulte E, Schumacher U. Prometheus. LernAtlas der Anatomie (Allgemeine Anatomie und Bewegungssystem). Illustrationen von M. Voll und K. Wesker. Stuttgart: Thieme; 2004

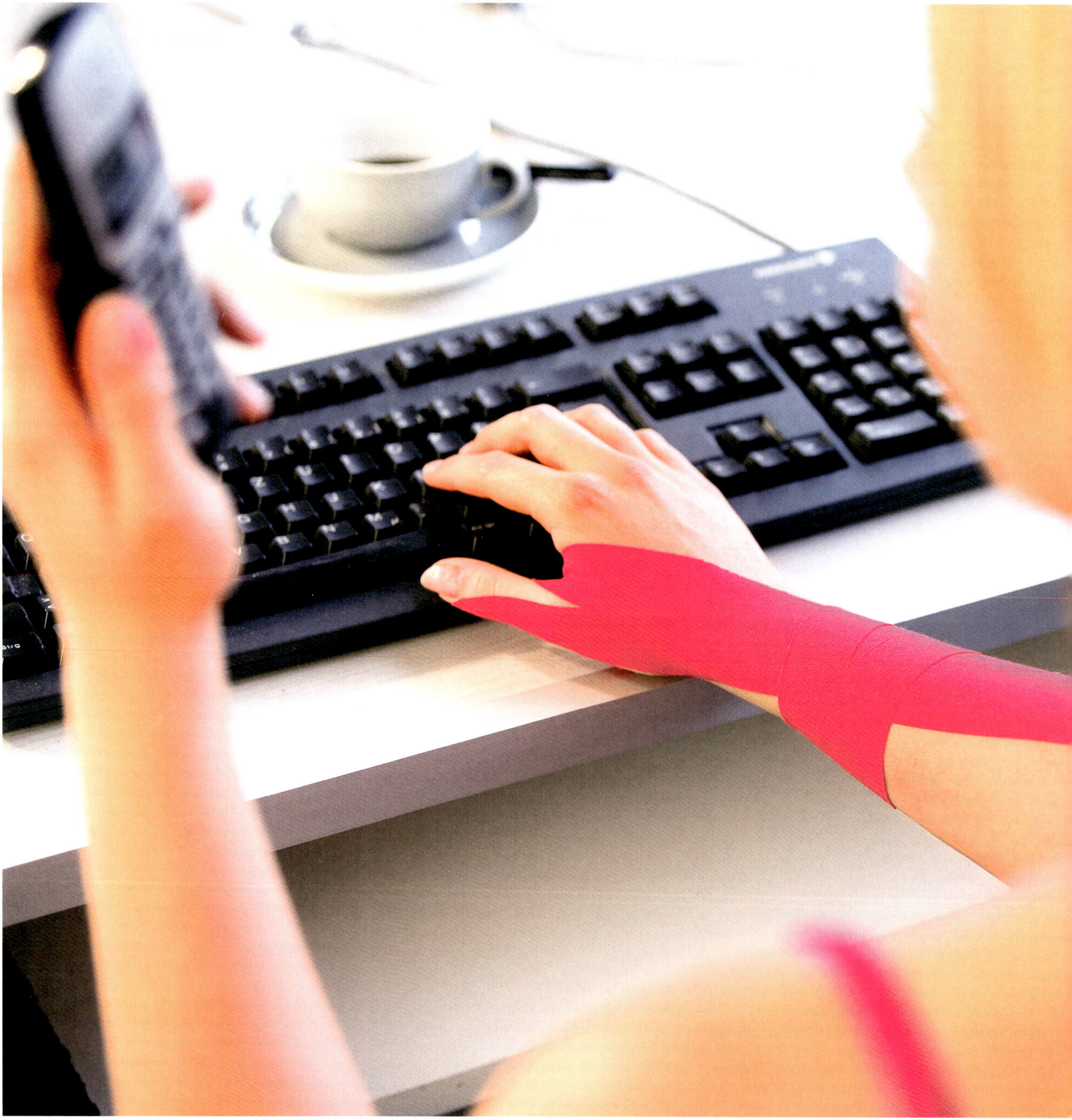

So wenden Sie Aku-Taping an

Der Praxisteil zeigt Ihnen, wie Sie Aku-Taping und das unterstützende Cross-Taping praktisch anwenden können – mit genauen Erläuterungen sowie vielen nützlichen Tipps und Hinweisen. Sie werden bald feststellen: Aku-Taping ist gar nicht so schwer, macht Spaß, und natürlich das Allerwichtigste: Aku-Taping hilft gegen eine Vielzahl von Beschwerden!

Beschwerden von A – Z

Bevor wir Ihnen die einzelnen Aku-Tapes und die sogenannten Cross-Tapes vorstellen, finden Sie hier eine alphabetische Liste sämtlicher Beschwerden, bei denen Taping sinnvoll und erfolgreich eingesetzt werden kann. Darunter sind einige Beschwerden, die nicht bei der Vorstellung der einzelnen Tapes erwähnt werden, zum Beispiel „Orangenhaut" (dieses Tape wird, zusätzlich zum Brust- und Lendenwirbelsäulen-Tape, einfach über die betroffene Körperregion geklebt).

Die Seitenzahlen stehen jeweils rechts in der Tabelle unter Aku-T. bzw. Cross-T. Sie finden zu jedem Beschwerdebild in der Regel zwei bis drei Aku-Tapes, die idealerweise alle angelegt werden. Alternativ können Sie – gerade bei Tapes, die sehr nah beieinander oder übereinander liegen (z. B. Tape Nr. 12 und Nr. 13) – Schritt für Schritt ausprobieren, auf welches Tape Sie am besten reagieren. Denn jeder Mensch ist anders, und die feinen individuellen Unterschiede zeigen sich auch in der Therapie.

Die sogenannten Cross-Tapes sollten übrigens immer beidseits aufgetragen werden. Im Gesicht angewendet wirken sie auch, wenn sie nur nachts getragen werden.

Beschwerdebild	Tapes	Aku-T.	Cross-T.
A			
Achillessehnenschmerzen	Nr. 25 Achillessehnen- und Sprunggelenk-Tape	S. 98	S. 108
Asthma bronchiale	Nr. 13 Halswirbelsäulen-Lymph-Tape	S. 74	S. 109
	Nr. 14 Brustwirbelsäulen-Tape	S. 76	
	Nr. 15 Lendenwirbelsäulen-Tape	S. 78	
Ausschlag, juckender	→ Ekzem		
B			
Bauchschmerzen	→ Verdauungsbeschwerden		
Beckenendlage	→ Schwangerschaft		
Blähungen	→ Verdauungsbeschwerden		
Beinbeschwerden			
– Nervenstörungen im Bein	Nr. 22 Knie-Tape	S. 92	
	Nr. 15 Lendenwirbelsäulen-Tape		
	Nr. 25 Achillessehnen- und Sprunggelenk-Tape	S. 98	
– Schmerzen im Bereich des Unterschenkels	Nr. 15 Lendenwirbelsäulen-Tape	S. 78	
	Nr. 25 Achillessehnen- und Sprunggelenk-Tape	S. 98	
	Nr. 22 Knie-Tape	S. 92	

Beschwerdebild	Tapes	Aku-T.	Cross-T.
▬ Schmerzen im Bereich des Oberschenkels	Nr. 24 Kniebeuger-Tape Nr. 23 Kombinations-Tape (Pes anserinus-Tape)	S. 96 S. 94	
Bindegewebsschwäche	→ Orangenhaut		
Bluterguss	Tapen der betroffenen Zone entlang dem Faserverlauf der darunter liegenden Muskulatur		S. 119
Bronchitis	Nr. 13 Halswirbelsäulen-Lymph-Tape Nr. 14 Brustwirbelsäulen-Tape Nr. 15 Lendenwirbelsäulen-Tape	S. 74 S. 76 S. 78	S. 109
Brustkorb, Schmerzen im Bereich des Brustkorbs	Nr. 6 Brustmuskel-Tape Nr. 14 Brustwirbelsäulen-Tape	S. 60 S. 76	
C, D, E,			
Cellulite	→ Orangenhaut		
Darmträgheit	→ Verdauungsbeschwerden		
Daumen, Schmerzen im Bereich des Daumengrundgelenks	Nr. 3 Daumensattelgelenk-Tape	S. 54	
Durchfall	Nr. 18 Bauchmuskel-Tape (gerader Anteil) Nr. 19 Bauchmuskel-Tape (schräger Anteil) Nr. 15 Lendenwirbelsäulen-Tape	S. 84 S. 86 S. 78	
Ellenbogenbeschwerden			
▬ allgemein	Nr. 1 Finger- und Handstrecker-Tape Nr. 2 Finger- und Handbeuger-Tape Nr. 4 Ellenbogengelenkstrecker-Tape	S. 50 S. 52 S. 56	S. 104
▬ bei ursächlicher Beteiligung der Halswirbelsäule zusätzlich	Nr. 12 Halswirbelsäulen-Tape	S. 72	S. 104
▬ Golferellenbogen	Nr. 2 Finger- und Handbeuger-Tape Nr. 4 Ellenbogengelenkstrecker-Tape Nr. 12 Halswirbelsäulen-Tape	S. 52 S. 56 S. 72	S. 104
▬ Tennisellenbogen	Nr. 1 Finger- und Handstrecker-Tape Nr. 2 Finger- und Handbeuger-Tape Nr. 4 Ellenbogengelenkstrecker-Tape Nr. 12 Halswirbelsäulen-Tape Nr. 5 Ellenbogengelenkbeuger-Tape	S. 50 S. 52 S. 56 S. 72 S. 58	S. 104
Ekzem	Nr. 1 Finger- und Handstrecker-Tape Nr. 14 Brustwirbelsäulen-Tape Nr. 15 Lendenwirbelsäulen-Tape	S. 50 S. 76 S. 78	S. 119
Erschöpfungszustand	Nr. 2 Finger- und Handbeuger-Tape Nr. 15 Lendenwirbelsäulen-Tape Nr. 14 Brustwirbelsäulen-Tape	S. 52 S. 78 S. 76	S. 110
F, G H, I			
Fuß, Schmerzen im Fuß	Nr. 25 Achillessehnen- und Sprunggelenk-Tape Nr. 15 Lendenwirbelsäulen-Tape	 S. 78	

Beschwerdebild	Tapes	Aku-T.	Cross-T.
Fersensporn, Beschwerden im Bereich des Fersensporns	Nr. 25 Achillessehnen- und Sprunggelenk-Tape von der Achillessehne zur Mitte der Fußsohle kleben	S. 98	
Gelenkerguss	Tapen des betroffenen Gelenks		
Halswirbelsäule, Beschwerden an der Halswirbelsäule	→ Rückenschmerzen – Halswirbelsäule		
Hand, Gefühlsstörungen im Bereich der Hand (Karpaltunnelsyndrom)	Nr. 1 Finger- und Handstrecker-Tape Nr. 2 Finger- und Handbeuger-Tape Nr. 12 Halswirbelsäulen-Tape	S. 50 S. 52 S. 72	
Handgelenkschmerzen			
– allgemein	Nr. 3 Daumensattelgelenk-Tape Nr. 12 Halswirbelsäulen-Tape	S. 54 S. 72	S. 104
– Handgelenkschmerzen beugeseitig	Nr. 2 Finger- und Handbeuger-Tape	S. 52	S. 104
– Handgelenkschmerzen streckseitig	Nr. 1 Finger- und Handstrecker-Tape	S. 50	S. 104
Herzrhythmusstörungen, funktionelle	→ Kreislaufbeschwerden		
Heuschnupfen	Nr. 13 Halswirbelsäulen-Lymph-Tape	S. 74	
Hüftschmerzen			
– bei Fortleitung aus der Lendenwirbelsäule	Nr. 15 Lendenwirbelsäulen-Tape Nr. 20 Darmbeinmuskel-Tape Nr. 17 Kreuzdarmbeingelenk-Tape	S. 78 S. 88 S. 82	S. 106 (S. 88)
– bei Beschwerden im Bereich des vorderen oberen Darmbeinstachels	Nr. 23 Kombinations-Tape (Pes anserinus-Tape) Nr. 21 Hüft- und Lendenbeuger-Tape	S. 94 S. 90	S. 106
– bei Beschwerden an der Hüftrückseite mit Fortleitung zur Kniekehle	Nr. 24 Kniebeuger-Tape	S. 96	S. 106
Inkontinenz	Nr. 18 Bauchmuskel-Tape (gerader Anteil) Nr. 19 Bauchmuskel-Tape (schräger Anteil) Nr. 15 Lendenwirbelsäulen-Tape	S. 84 S. 86 S. 78	
K			
Karpaltunnelsyndrom	→ Hand, Gefühlsstörungen im Bereich der Hand		
Kiefergelenksbeschwerden	Nr. 12 Halswirbelsäulen-Tape Nr. 8 Schulterblattheber-Tape	S. 72 S. 64	S. 102 S. 102
Knieschmerzen			
– allgemein	Nr. 23 Kombinations-Tape (Pes anserinus-Tape)	S. 94	S. 107
– innenseitige Beschwerden	Nr. 22 Knie-Tape mit Verstärkung an der Innenseite	S. 92	S. 107
– außenseitige Beschwerden	Nr. 22 Knie-Tape mit Verstärkung an der Außenseite	S. 92	S. 107
– Schleimbeutelentzündung im Kniebereich	Nr. 22 Knie-Tape	S. 92	S. 107
– Kniegelenkerguss	Nr. 22 Knie-Tape mit mehrfacher Verstärkung der Innen- und Außenseite	S. 92	S. 107
Kreislaufbeschwerden	Nr. 2 Finger- und Handbeuger-Tape Nr. 14 Brustwirbelsäulen-Tape	S. 52 S. 76	S. 110

Beschwerdebild	Tapes	Aku-T.	Cross-T.
Kopfschmerzen (Spannungskopfschmerzen)			
– Kopfschmerzen, die vom Hinterhaupt bis zur Stirn bzw. den Augen ausstrahlen	Nr. 12 Halswirbelsäulen-Tape Nr. 8 Schulterblattheber-Tape	S. 72 S. 64	S. 102
– Schläfenkopfschmerzen	Nr. 12 Halswirbelsäulen-Tape Nr. 7 Kapuzenmuskel-Tape mit seinem oberen und mittleren Anteil	S. 72 S. 62	S. 102
– Kopfschmerzen im vorderen Kopfteil	Nr. 10 Rippenhalter-Tape Nr. 12 Halswirbelsäulen-Tape	S. 68 S. 72	S. 102
– Kopfschmerzen aufgrund von Funktionsstörungen der Kopf- und Kreuzdarmbeingelenke	Nr. 17 Kreuzdarmbeingelenk-Tape	S. 82	S. 102
M, N			
Menstruationsbeschwerden	→ Regelbeschwerden		
Muskelkater	Tapen der schmerzenden Muskelzone und benachbarten Gelenke		
Muskelzerrung	Tapen der gezerrten Muskelzone und benachbarten Gelenke		
Nackenbeschwerden	→ Rückenschmerzen – Halswirbelsäule		
Narben, Entstörung von Narben	Tapen der Narbe. Das Tape wird vor dem Kleben maximal gestretcht, zudem wird es häufiger gewechselt, etwa alle zwei Tage.		
Nasennebenhöhlenentzündung	Nr. 13 Halswirbelsäulen-Lymph-Tape	S. 74	S. 109
O, P			
Oberarm, Schmerzen im Bereich des Oberarms	Nr. 5 Ellenbogengelenkbeuger-Tape Nr. 9 Grätenmuskel-Tape Nr. 10 Rippenhalter-Tape	S. 58 S. 66 S. 68	
Ohrgeräusche	Nr. 13 Halswirbelsäulen-Lymph-Tape	S. 74	
Orangenhaut	Nr. 14 Brustwirbelsäulen-Tape Nr. 15 Lendenwirbelsäulen-Tape Zusätzlich werden die betroffenen Hautareale (z. B. der seitliche Oberschenkel) getapet. Das Tape wird vor dem Kleben maximal gestretcht und etwa alle zwei Tage gewechselt.	S. 76 S. 78	S. 119
Prämenstruelles Syndrom	Nr. 14 Brustwirbelsäulen-Tape Nr. 15 Lendenwirbelsäulen-Tape	S. 76 S. 78	S. 112
R			
Regelbeschwerden	Nr. 17 Kreuzdarmbeingelenk-Tape Nr. 15 Lendenwirbelsäulen-Tape	S. 82 S. 78	S. 112
Reizblase	Nr. 18 Bauchmuskel-Tape (gerader Anteil) Nr. 19 Bauchmuskel-Tape (schräger Anteil) Nr. 15 Lendenwirbelsäulen-Tape	S. 84 S. 86 S. 78	S. 112

Beschwerdebild	Tapes	Aku-T.	Cross-T.
Rückenschmerzen unterer Abschnitt: Lendenwirbelsäule			
– allgemein	Nr. 15 Lendenwirbelsäulen-Tape Nr. 17 Kreuzdarmbeingelenk-Tape Nr. 20 Darmbeinmuskel-Tape Nr. 16 Lendenwirbelsäulen-Stern-Tape	S. 78 S. 82 S. 88 S. 80	S. 106
– Ausstrahlung zur Hüftaußenseite	Nr. 15 Lendenwirbelsäulen-Tape Nr. 20 Darmbeinmuskel-Tape Nr. 21 Hüft- und Lendenbeuger-Tape	 S. 88 S. 90	S. 106
– Zustand nach Bandscheibenoperation	Nr. 15 Lendenwirbelsäulen-Tape Nr. 16 Lendenwirbelsäulen-Stern-Tape	S. 78 S. 80	S. 106
Rückenschmerzen mittlerer Anschnitt: Brustwirbelsäule			
– allgemein	Nr. 14 Brustwirbelsäulen-Tape Nr. 11 Rautenmuskel-Tape Nr. 20 Darmbeinmuskel-Tape	S. 76 S. 70 S. 88	S. 104
– Brustwirbelsäulen-Schmerzsyndrom	Nr. 14 Brustwirbelsäulen-Tape Nr. 11 Rautenmuskel-Tape	S. 76 S. 70	S. 104
Rückenschmerzen oberer Abschnitt: Halswirbelsäule			
– allgemein	Nr. 4 Ellenbogengelenkstrecker-Tape	S. 56	S. 103
– Halswirbelsäulen-Schmerzsyndrom	Nr. 12 Halswirbelsäulen-Tape Nr. 8 Schulterblattheber-Tape	S. 72 S. 64	S. 103
– Beschwerden bei Beugung und Streckung der Halswirbelsäule	Nr. 12 Halswirbelsäulen-Tape Nr. 13 Halswirbelsäulen-Lymph-Tape	S. 72 S. 74	S. 103
– Beschwerden bei Seitneigung des Kopfs	Nr. 12 Halswirbelsäulen-Tape Nr. 13 Halswirbelsäulen-Lymph-Tape Nr. 8 Schulterblattheber-Tape	S. 72 S. 74 S. 64	S. 103
– Beschwerden bei Kopfdrehung	Nr. 8 Schulterblattheber-Tape Nr. 10 Rippenhalter-Tape Nr. 7 Kapuzenmuskel-Tape	S. 64 S. 68	S. 103
S			
Schlafstörungen	Nr. 2 Finger- und Handbeuger-Tape Nr. 14 Brustwirbelsäulen-Tape Nr. 15 Lendenwirbelsäulen-Tape	S. 52 S. 76	S. 110
Schleudertrauma	→ Halswirbelsäulen-Syndrom		
Schulterschmerzen			
– allgemein	Nr. 7 Kapuzenmuskel-Tape	S. 62	S. 104
– je nach hauptsächlicher Schmerzzone bis zu zwei Aku-Tapes zusätzlich, etwa	Nr. 8 Schulterblattheber-Tape Nr. 9 Grätenmuskel-Tape Nr. 6 Brustmuskel-Tape Nr. 10 Rippenhalter-Tape Nr. 11 Rautenmuskel-Tape	S. 64 S. 66 S. 60 S. 68 S. 70	S. 104

Beschwerdebild	Tapes	Aku-T.	Cross-T.
Schwangerschaft und Geburtsvorbereitung			
– Bauchraum – Beschwerden im Bereich des Bauchraums	Nr. 18 Bauchmuskel-Tape (gerader Anteil) Nr. 19 Bauchmuskel-Tape (schräger Anteil) Nr. 15 Lendenwirbelsäulen-Tape	S. 84 S. 86 S. 78	S. 114
– Rückenbeschwerden	Nr. 15 Lendenwirbelsäulen-Tape	S. 78	S. 114
– Rückenbeschwerden, die in den Bereich der Brustwirbelsäule reichen	Nr. 15 Lendenwirbelsäulen-Tape Nr. 14 Brustwirbelsäulen-Tape Nr. 17 Kreuzdarmbeingelenk-Tape	S. 78 S. 76 S. 82	S. 114
– Schwangerschaftserbrechen	Nr. 2 Finger- und Handbeuger-Tape Nr. 14 Brustwirbelsäulen-Tape Nr. 15 Lendenwirbelsäulen-Tape	S. 52 S. 76 S. 78	S. 114
– Geburtsvorbereitung (allgemein)	Nr. 2 Finger- und Handbeuger-Tape	S. 52	S. 114
– Beckenendlage	Nr. 15 Lendenwirbelsäulen-Tape	S. 78	S. 112
– Geburt, Schmerzlinderung während der Geburt	Nr. 15 Lendenwirbelsäulen-Tape Nr. 17 Kreuzdarmbeingelenk-Tape	S. 78 S. 82	S. 116
– Wochenbett, psychische Labilität im Wochenbett	Nr. 14 Brustwirbelsäulen-Tape Nr. 15 Lendenwirbelsäulen-Tape	S. 76 S. 78	S. 116
– Funktionsstörungen der Brust (Milchstau, Schmerz, Entzündung der Brustwarze; nicht: mangelnder Milchfluss)	Nr. 2 Finger- und Handbeuger-Tape	S. 52	S. 118
Schwindel	Nr. 13 Halswirbelsäulen-Lymph-Tape Nr. 12 Halswirbelsäulen-Tape	S. 74 S. 72	S. 120
Sehnenscheidenentzündung	Nr. 1 Finger- und Handstrecker-Tape Nr. 2 Finger- und Handbeuger-Tape Nr. 3 Daumensattelgelenk-Tape	S. 50 S. 52 S. 54	S. 104
Sprunggelenksschmerzen	Nr. 25 Achillessehnen- und Sprunggelenk-Tape	S. 98	
Steißbeinschmerzen	Nr. 15 Lendenwirbelsäulen-Tape Nr. 17 Kreuzdarmbeingelenk-Tape Nr. 20 Darmbeinmuskel-Tape Unterstützend kann noch ein Tape in vorgedehntem Zustand über das Steißbein so weit wie möglich in die Gesäßfalte geklebt werden.	S. 78 S. 82 S. 88	S. 107
T, V, W			
Tinnitus	→ Ohrgeräusche		S. 120
Verdauungsbeschwerden	Nr. 18 Bauchmuskel-Tape (gerader Anteil) Nr. 19 Bauchmuskel-Tape (schräger Anteil) Nr. 15 Lendenwirbelsäulen-Tape	S. 84 S. 86 S. 78	S. 110
Verstopfung, akut und chronisch	→ Verdauungsbeschwerden		
Wadenkrämpfe	Nr. 25 Achillessehnen- und Sprunggelenk-Tape Zusätzlich klebt man ein vorgestretchtes Tape längs über die Wade.	S. 98	S. 108
Wechseljahresbeschwerden	Nr. 15 Lendenwirbelsäulen-Tape Nr. 14 Brustwirbelsäulen-Tape	S. 78 S. 76	S. 112

1 Finger- und Handstrecker-Tape

INFO

Wann

- Schmerzen im Bereich des Handgelenks
- Gefühlsstörungen im Bereich der Hand (Karpaltunnel-syndrom)
- Schmerzen im Bereich des Ellenbogens
- Tennisellenbogen
- Sehnenscheidenentzündung
- Ekzeme

Wie viel

- Anzahl der Tape-Streifen: 2

Wo

- **Erster Tape-Streifen:** Vom Handrücken einschließlich über die dem Körper zugewandte Seite des Unterarms bis über den äußeren Ellenbogen (2).
- **Zweiter Tape-Streifen:** Vom äußeren Ellenbogen über die dem Körper zugewandte Seite nach unten über den inneren Ellenbogen (3).

Vordehnung und Anlegen des Tapes

Vordehnung

Strecken Sie den Ellenbogen durch, beugen Sie das Handgelenk möglichst weit und bewegen Sie die Handinnenfläche in Richtung Unterarm (1). Drehen Sie dann die gebeugte Hand im Handgelenk Richtung Kleinfinger (2).

Anlegen des Tapes

Der erste Tape-Streifen wird vom Handrücken über das Handgelenk, den Unterarm und weiter über die dem Körper zugewandte Seite des Ellenbogens bis über den äußeren Ellenbogen geklebt (2).

Der zweite Tape-Streifen wird vom äußeren Ellenbogen zum Körper hin und dann schräg nach unten bis etwa zur Ellenbeugenmitte aufgetragen (3).

Bitte beachten

Dehnen Sie die Tape-Streifen beim Kleben nicht oder nur sehr wenig. Der erste Tape-Streifen soll vom Handrücken aus die Außenseite des Handgelenks weiträumig bedecken.

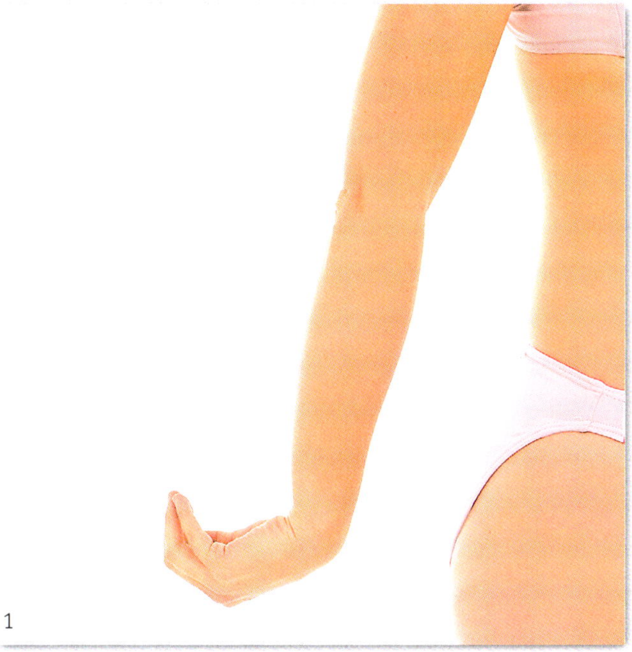

1

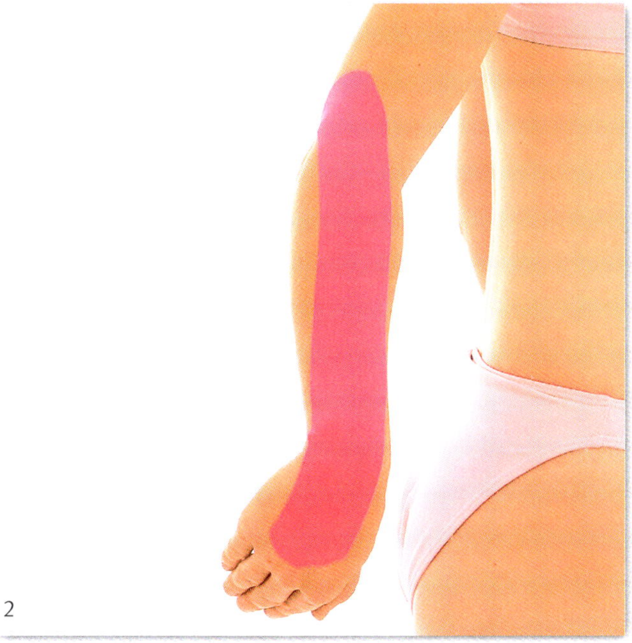

2

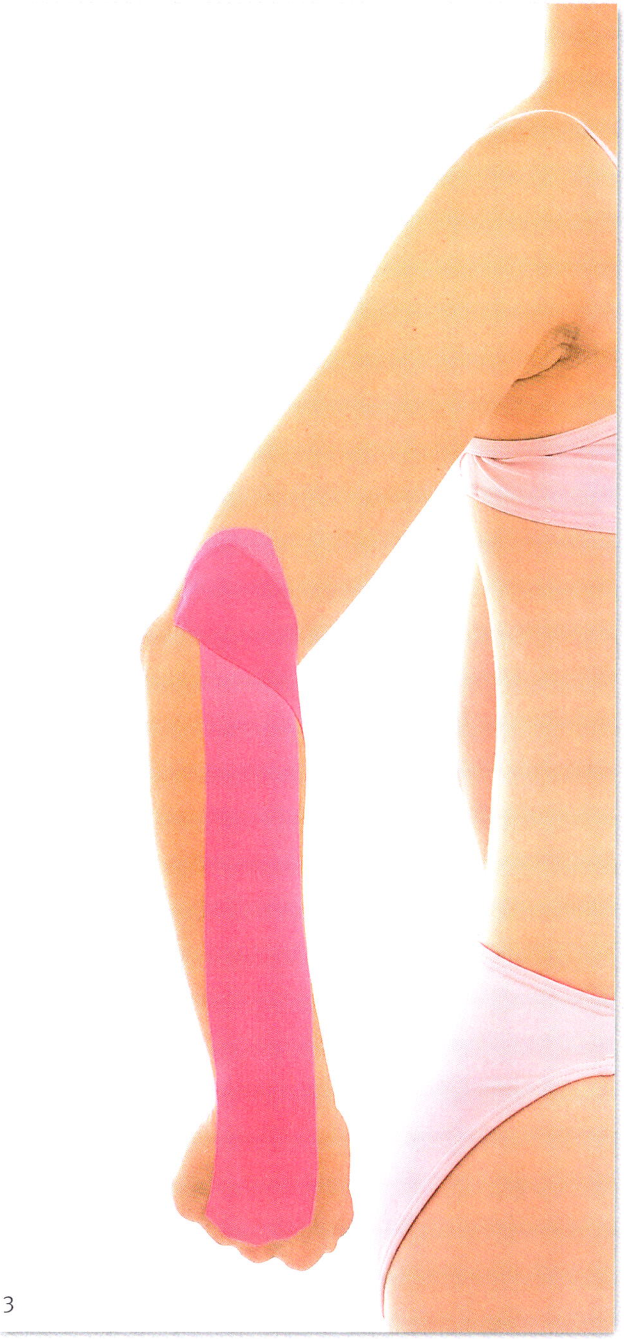

3

2 Finger- und Handbeuger-Tape

INFO

Wann

- Schmerzen im Handgelenk
- Gefühlsstörungen im Bereich der Hand (Karpaltunnel-syndrom)
- Schmerzen im Bereich des Ellenbogens
- Golferellenbogen
- Tennisellenbogen
- Sehnenscheidenentzündung
- Schwangerschaftserbrechen
- Erschöpfungszustand
- Schlafstörungen
- Kreislaufbeschwerden

Wie viel

- Anzahl der Tape-Streifen: 3

Wo

- **Erster Tape-Streifen:** Von der Mitte der Handinnenfläche über die Innenseite des Unterarms (3).
- **Zweiter Tape-Streifen:** Er wird etwas unterhalb des Ellenbogengelenks an der dem Körper abgewandten Seite des Unterarms angesetzt und verläuft schräg nach oben (4).
- **Dritter Tape-Streifen:** Quer über die Innenseite des Handgelenks (4).

Vordehnung und Anlegen des Tapes

Vordehnung

Strecken Sie den Arm im Ellenbogen und winkeln Sie die Hand im Handgelenk nach außen ab (1). Drehen Sie nun den Unterarm im Ellenbogengelenk nach außen in Richtung Kleinfinger (2).

Anlegen des Tapes

Der erste Tape-Streifen wird ausgehend von der Mitte der Handinnenfläche über die dem Körper zugewandte Seite des Unterarms geklebt und weiter über die dem Körper zugewandte Seite des Ellenbogens (3).

Der zweite Tape-Streifen wird etwas unterhalb des Ellenbogengelenks an der dem Körper abgewandten Seite des Unterarms angesetzt und dann schräg nach oben über das innere Ellenbogengelenk geklebt (4).

Der dritte Tape-Streifen wird quer über die Innenseite des Handgelenks geklebt (4).

Bitte beachten

Das Tape soll im Bereich des Ellenbogens den Knochen, den Sie auf der dem Körper zugewandten Seite gut ertasten können, den sogenannten Musikknochen, bedecken.

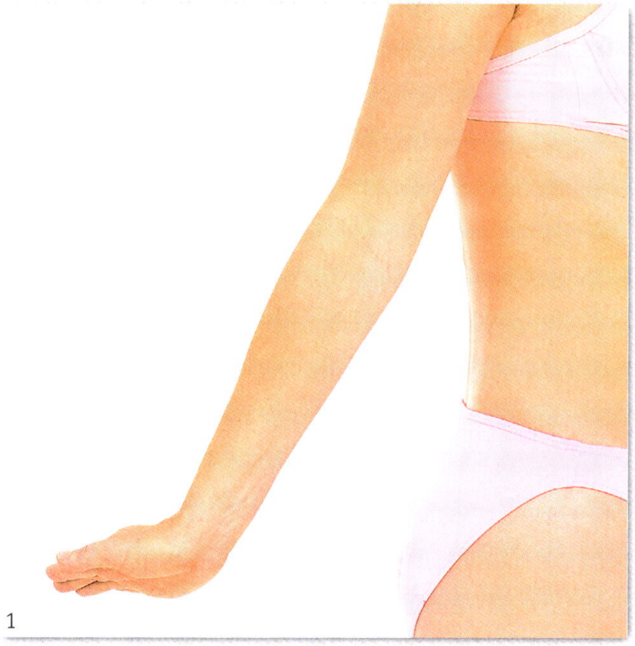

1

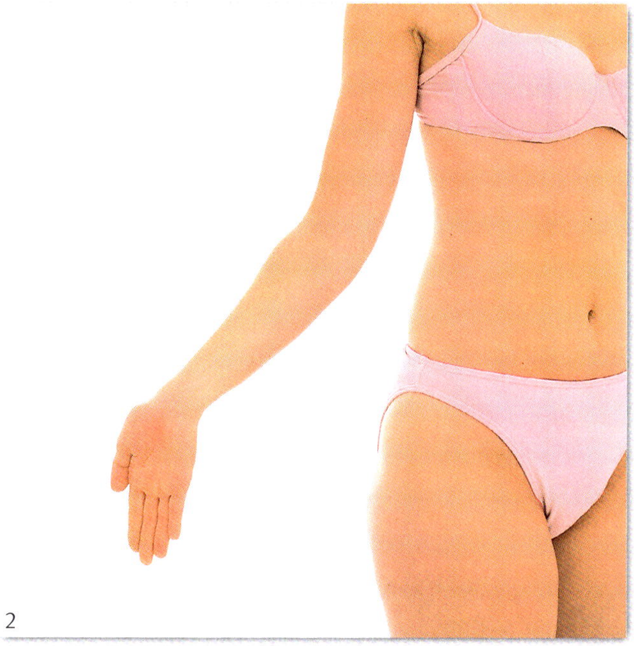

2

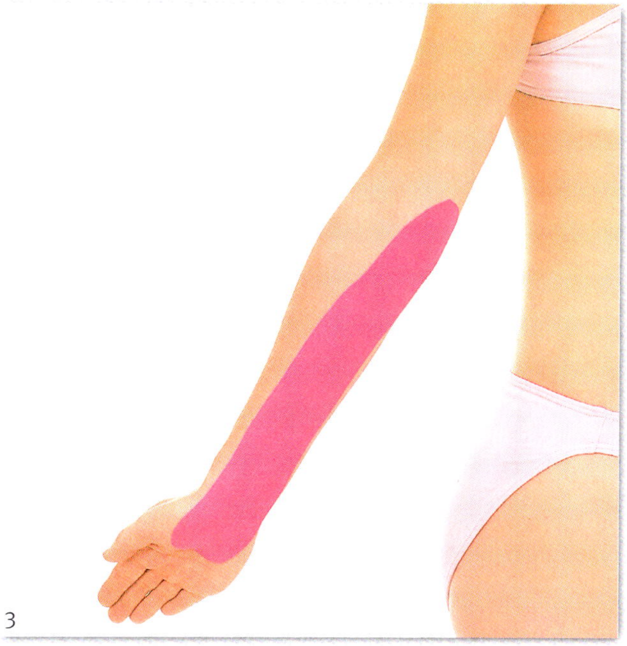

3

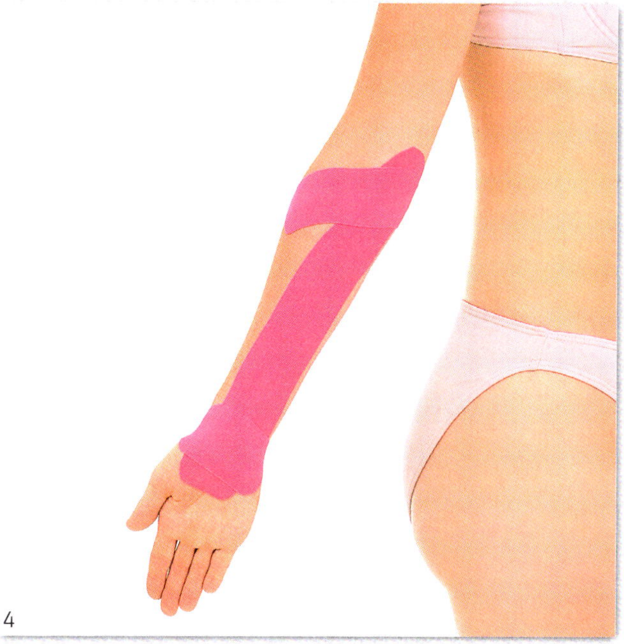

4

3 Daumensattelgelenk-Tape

INFO

Wann

- Schmerzen im Bereich des Daumensattelgelenks
- Schmerzen im Bereich des Handgelenks
- Sehnenscheidenentzündung

Wie viel

- Anzahl der Tape-Streifen: 2

Wo

- **Erster Tape-Streifen:** Von etwas oberhalb des Daumensattelgelenks senkrecht hoch, bis kurz unterhalb des Ellenbogens (3).
- **Zweiter Tape-Streifen:** Quer über das Daumensattelgelenk in die innere Handfläche, sodass der Daumenballen bedeckt ist (4).

Vordehnung und Anlegen des Tapes

Vordehnung

Strecken Sie den Arm im Ellenbogen, die Hand im Handgelenk und auch die Finger. Drehen Sie nun die Handfläche nach vorne und winkeln Sie die Hand im Handgelenk nach links, zum Körper hin ab (1). Dann lehnen Sie Ihren Daumen zunächst gegen den Zeigefinger und schieben ihn dann unter die Unterseite des Zeigefingers (2).

Anlegen des Tapes

Der erste Tape-Streifen wird etwas oberhalb des Daumensattelgelenks angesetzt und senkrecht nach oben über den Unterarm geklebt; er endet kurz unterhalb des Ellenbogens (3).

Der zweite Tape-Streifen wird quer über das Daumensattelgelenk in Richtung Handinnenfläche über dem Daumenballen aufgebracht (4).

Bitte beachten

Das Daumensattelgelenk soll möglichst weiträumig vom Tape umschlossen sein. Das Daumensattelgelenk finden Sie, wenn Sie vom Daumengrundgelenk aus den ersten Mittelhandknochen schulterwärts streichen und am kopfnahen Ende des Mittelhandknochens in einer Vertiefung auf das Gelenk treffen, mit dem Sie Ihren Daumen kreisen lassen können.

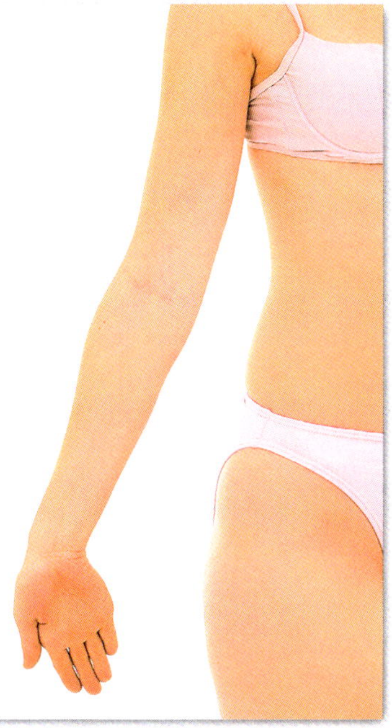

1

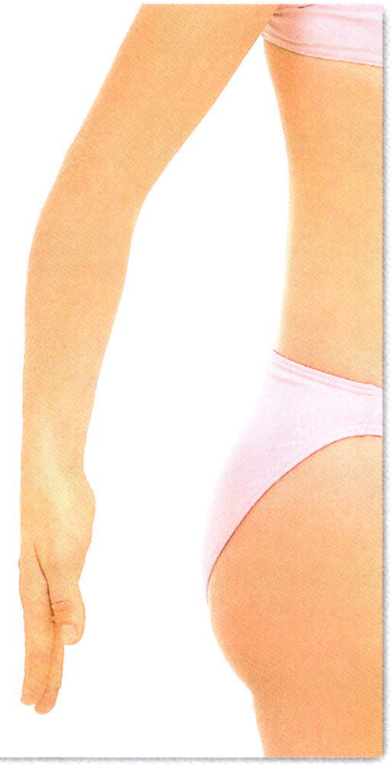

2

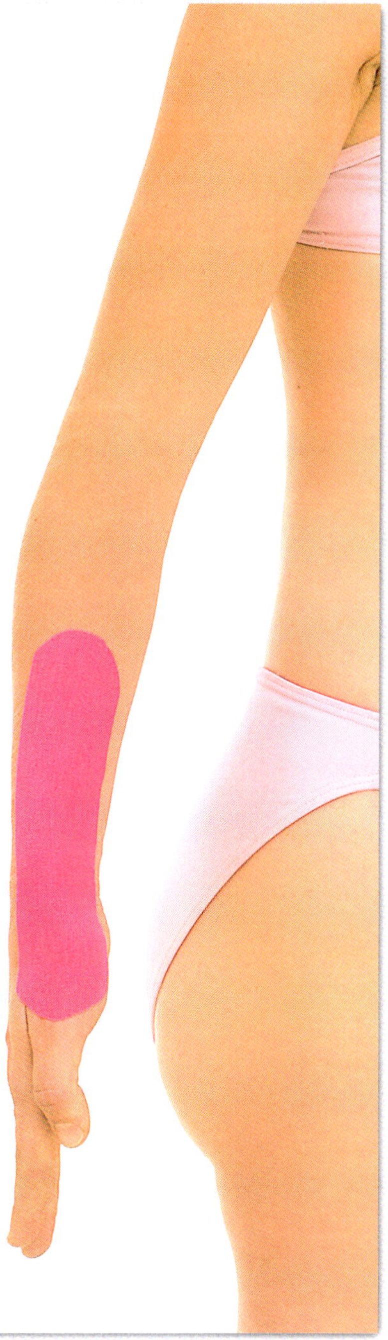

3

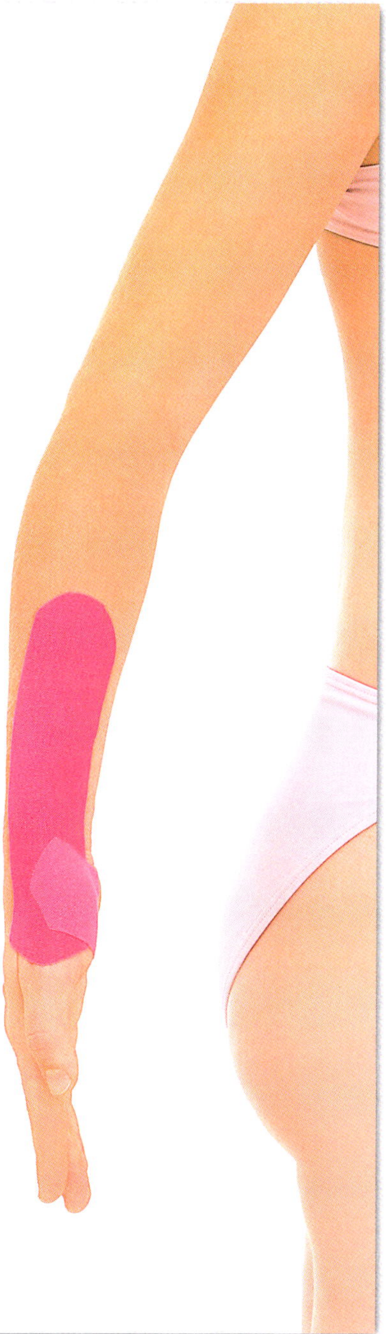

4

4 Ellenbogengelenkstrecker-Tape

INFO

Wann

- Schmerzen im Bereich der Schulter
- Schmerzen im Bereich des Ellenbogens
- Tennisellenbogen
- Golferellenbogen
- Schmerzen im Bereich der Halswirbelsäule

Wie viel

- Anzahl der Tape-Streifen: 1

Wo

- Vom unteren Bereich des Schulterblatts bis zur Spitze des Ellenbogens (2).

Vordehnung und Anlegen des Tapes

Vordehnung

Beugen Sie den Arm im Ellenbogengelenk und heben Sie ihn so weit an, dass Sie mit der Handfläche das Schulterblatt berühren können (1).

Anlegen des Tapes

Der Tape-Streifen wird vom unteren Teil des Schulterblatts bis über die Spitze des Ellenbogens geklebt (2).

Bitte beachten

Dehnen Sie Oberarm und Schulterbereich möglichst gut vor.

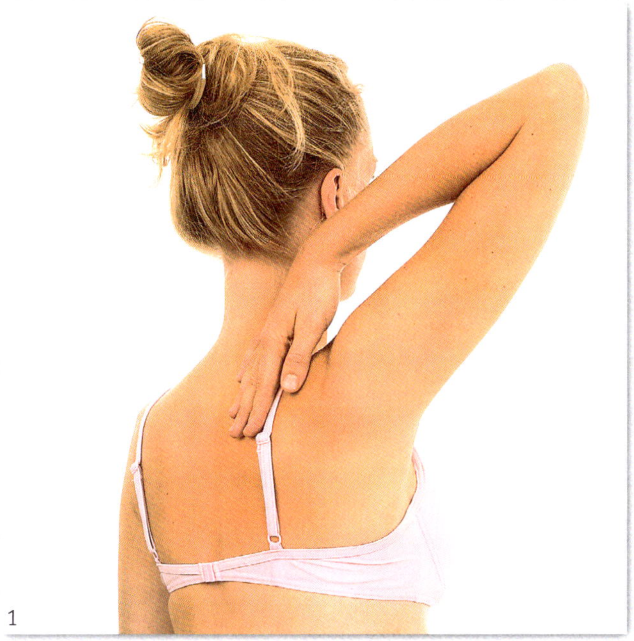

1

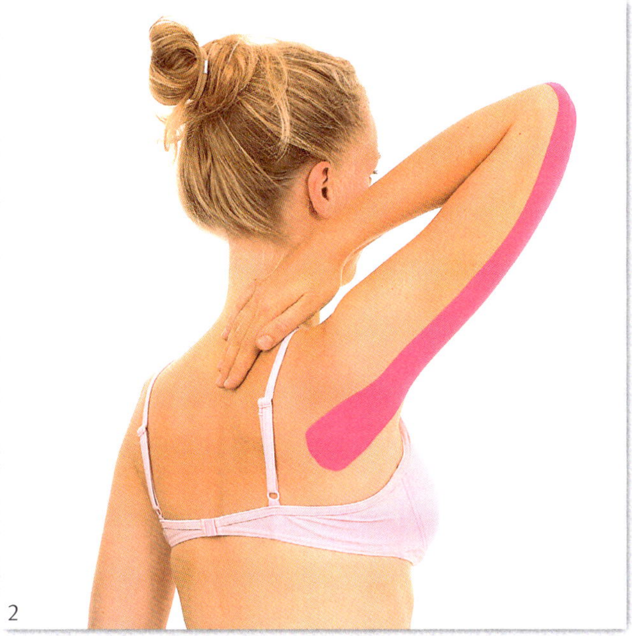

2

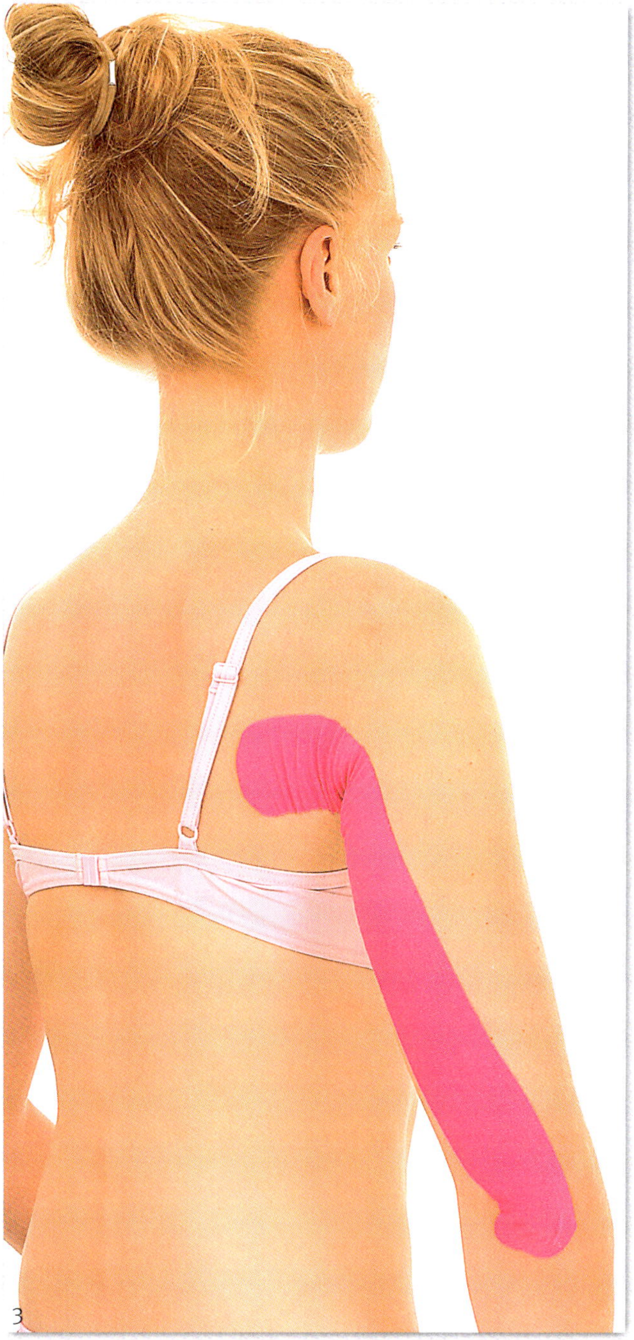

3

5 Ellenbogengelenkbeuger-Tape

INFO

Wann

- Tennisellenbogen
- Schmerzen im Bereich des Oberarms
- Schmerzen im Bereich der Schulter

Wie viel

- Anzahl der Tape-Streifen: 1

Wo

- Von der Innenseite des Unterarms, knapp unterhalb der Ellenbeuge ansetzend, über den Bizeps bis hinauf zur Schulter (2).

Vordehnung und Anlegen des Tapes

Vordehnung

Strecken Sie den Arm im Ellenbogengelenk und drehen Sie die Handfläche nach hinten. Bewegen Sie nun den ganzen Arm im Schultergelenk nach hinten, zum Rücken hin (1).

Anlegen des Tape-Streifens

Setzen Sie das obere Ende des Tapes vor dem Kleben an der vorderen Schulter an und schneiden Sie es etwa bis zur Achselhöhle ein.

Das nicht geteilte Ende des Streifens wird auf der Innenseite des Unterarms, etwas unterhalb des Ellenbogengelenks angesetzt und von hier aus bis hinauf zur vorderen Schulter geklebt. Etwa in Achselhöhe wird das eine Ende des geteilten Tape-Streifens weiter in Richtung Hals, das andere weiter in Richtung Schultergelenk geklebt (2).

Bitte beachten

Kleben Sie das Tape vom Unterarm aus über die Innenseite des Ellenbogengelenks.

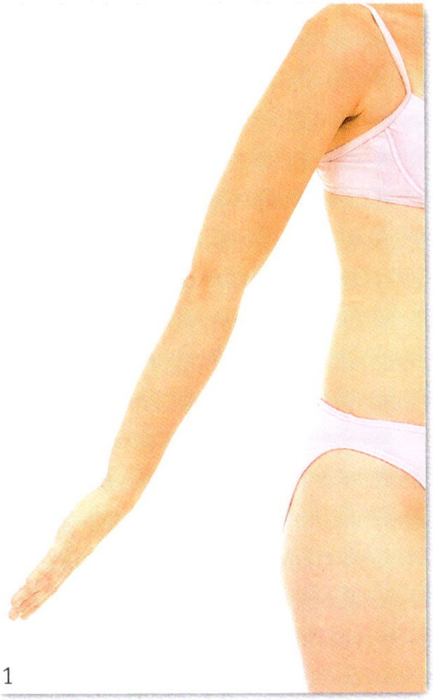

1

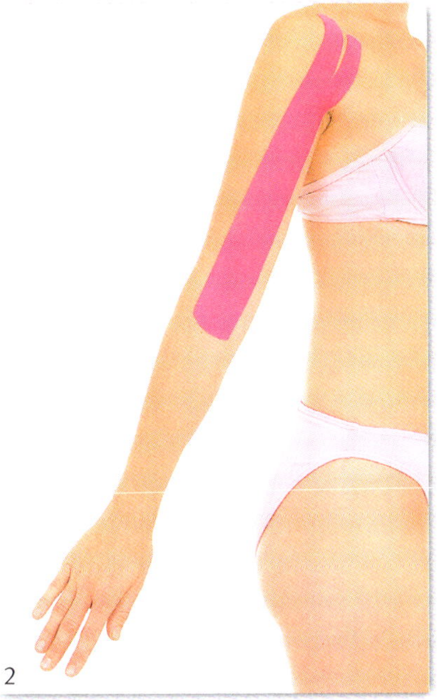

2

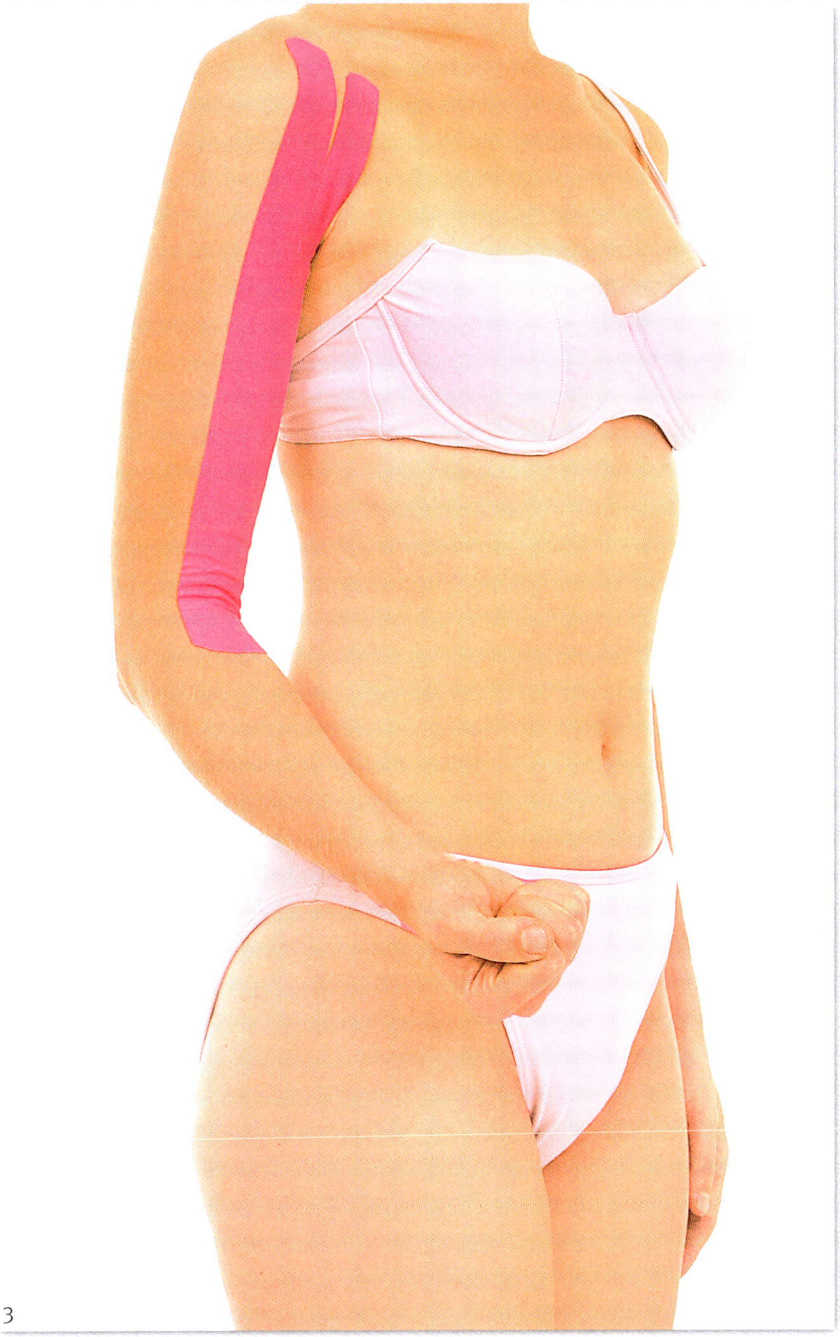

3

6 Brustmuskel-Tape

INFO

Wann

- Schmerzen im Bereich der Schulter
- Schmerzen im Bereich des Brustkorbs

Wie viel

- Anzahl der Tape-Streifen: 2

Wo

- **Erster Tape-Streifen:** Vom Oberarm, etwas unterhalb des Schultergelenks ansetzend, quer rüber bis fast zur Körpermitte (2).
- **Zweiter Tape-Streifen:** Vom Oberarm, etwas weiter unterhalb des Schultergelenks ansetzend, quer rüber bis zur Körpermitte (3).

Vordehnung und Anlegen des Tapes

Vordehnung

Heben Sie den gestreckten Arm etwa bis Schulterhöhe an, drehen Sie die Handfläche nach vorne und winkeln Sie den Arm im Ellenbogengelenk nach oben ab, sodass Ihre Fingerspitzen ebenfalls nach oben zeigen (1).

Anlegen des Tapes

Der erste Tape-Streifen wird am Oberarm, etwas unterhalb der Schulter angesetzt und von hier aus unterhalb des Schlüsselbeins in Richtung Körpermitte geklebt (2).

Der zweite Tape-Streifen wird ebenfalls vom Oberarm aus, allerdings etwas tiefer angesetzt, quer rüber bis zur Körpermitte geklebt (3).

Bitte beachten

Anders als beim Tapen des Ellenbogengelenkbeugers (S. 59) arbeiten wir hier nicht mit einem geteilten Tape, sondern mit zwei Tapes. Im Fall des Brustmuskels erhöht sich dadurch die Wirkung des Tapens.

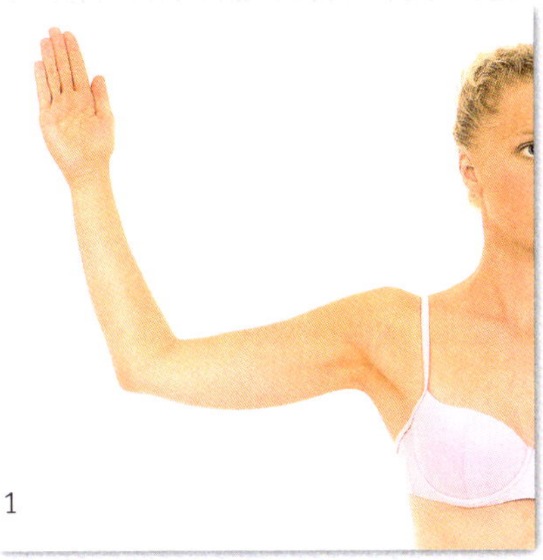

1

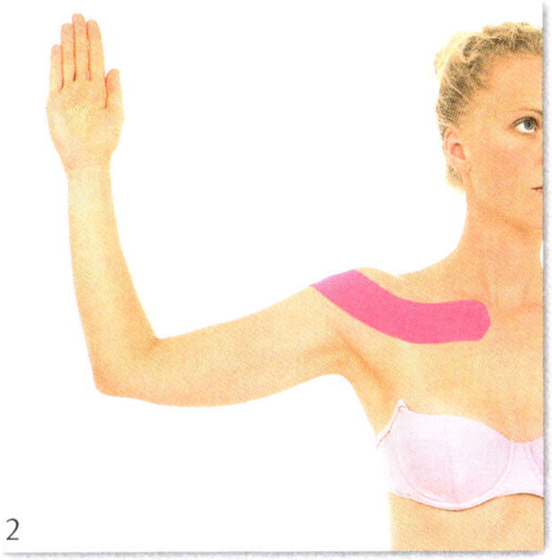

2

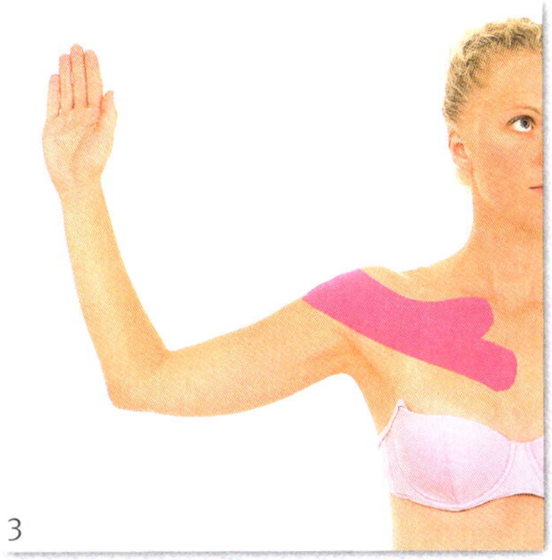

3

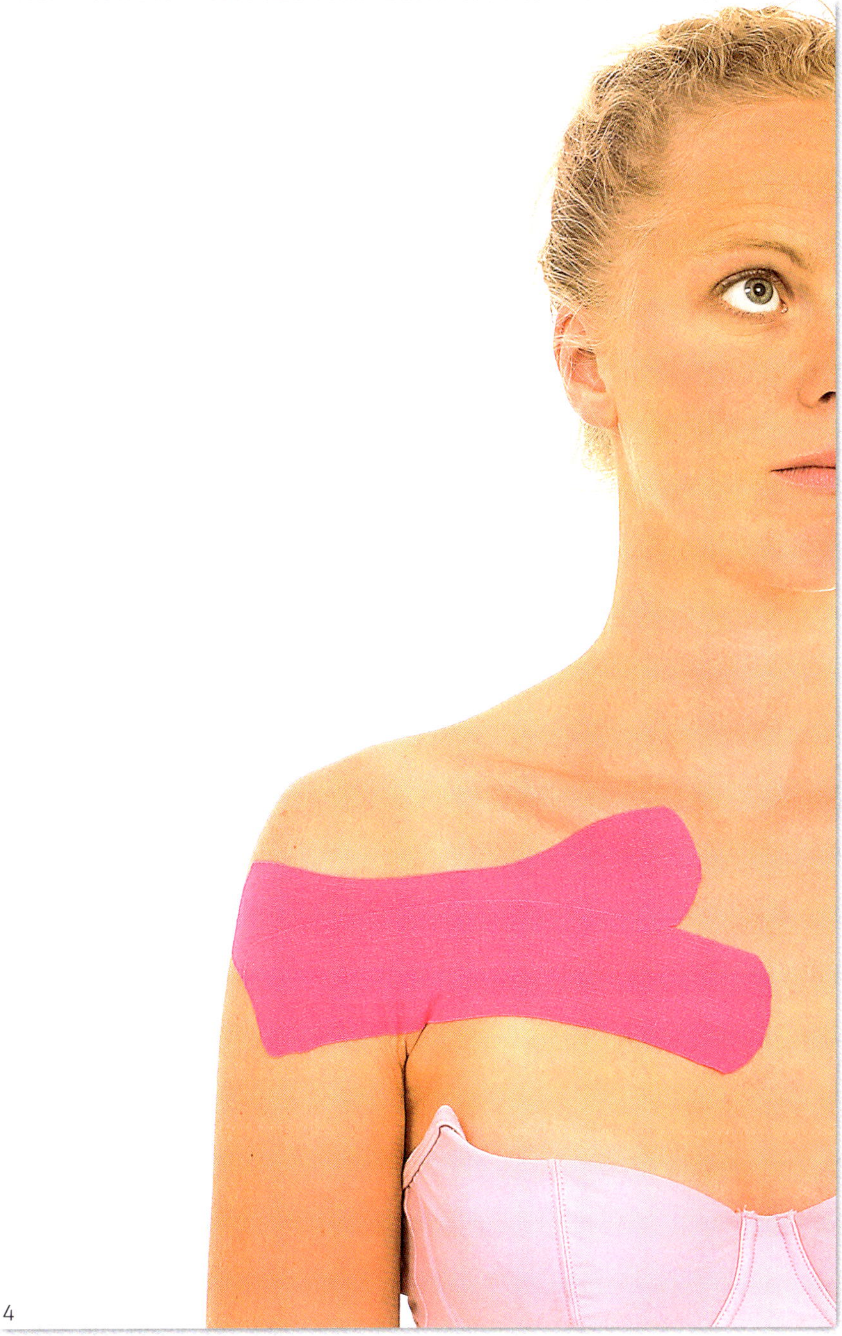

4

7 Kapuzenmuskel-Tape

INFO

Wann

- Schläfenkopfschmerz
- Beschwerden bei Kopfdrehung
- Schmerzen im Bereich der Schulter

Wie viel

- Anzahl der Tape-Streifen: 3

Wo

- **Erster Tape-Streifen:** Vom hinteren, seitlichen Haaransatz über die Schulter bis zum Schultergelenk (2).
- **Zweiter Tape-Streifen:** Von der Brustwirbelsäule quer über das Schulterblatt bis zum rückseitigen Schultergelenk (5).
- **Dritter Tape-Streifen:** Vom Übergang der Lendenwirbelsäule zur Brustwirbelsäule schräg hoch bis zum rückseitigen Schultergelenk (8).

Vordehnung und Anlegen des Tapes

Erster Tapestreifen

Vordehnung: Neigen Sie den Kopf leicht zu der Seite, die nicht getapet wird (1).

Anlegen des Tape-Streifens: Der Tape-Streifen wird von der hinteren, seitlichen Haaransatzgrenze über die Schulter bis zum Schultergelenk geklebt (2).

Zweiter Tapestreifen

Vordehnung: Bewegen Sie den Arm jener Seite, die getapet wird, vor Ihrem Köper zur Gegenseite und umfassen Sie mit der Hand etwa in Schulterhöhe den Oberarm der Gegenseite (3). Mit der anderen Hand ziehen Sie nun den Ellenbogen leicht nach unten (4).

Anlegen des Tape-Streifens: Der Tape-Streifen wird von der Brustwirbelsäule quer über die Mitte des Schulterblatts zum rückseitigen Schultergelenk geklebt (5).

Dritter Tape-Streifen

Vordehnung: Legen Sie die Handinnenfläche der Seite, die getapet wird, auf den Nacken dieser Seite (6) und neigen Sie den Kopf und den Schultergürtel zur Gegenseite (7).

Anlegen des Tape-Streifens: Der Tape-Streifen wird von der Wirbelsäule, ansetzend etwa zwischen Brust- und Lendenwirbelbereich, bis hinauf zur Schulter geklebt (8).

Bitte beachten

Dieses Tape ist gerade bei Schulter- und Nackenbeschwerden sehr wirkungsvoll.

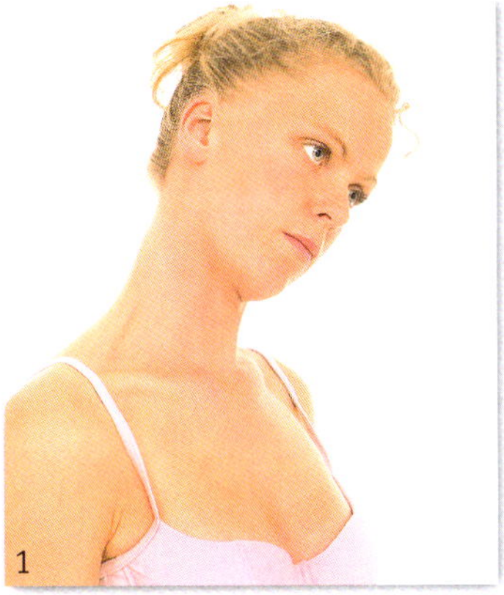
1

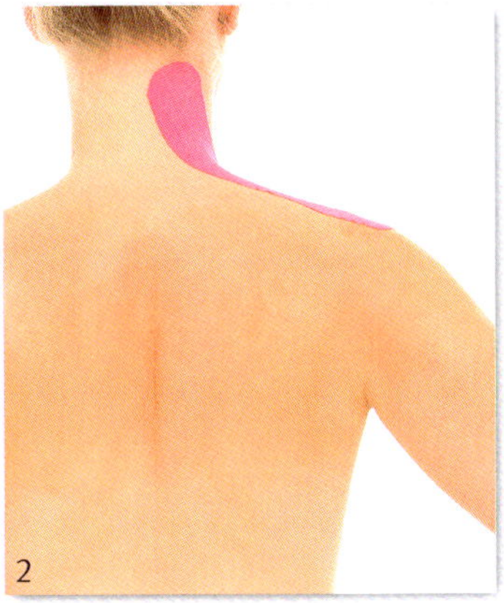
2

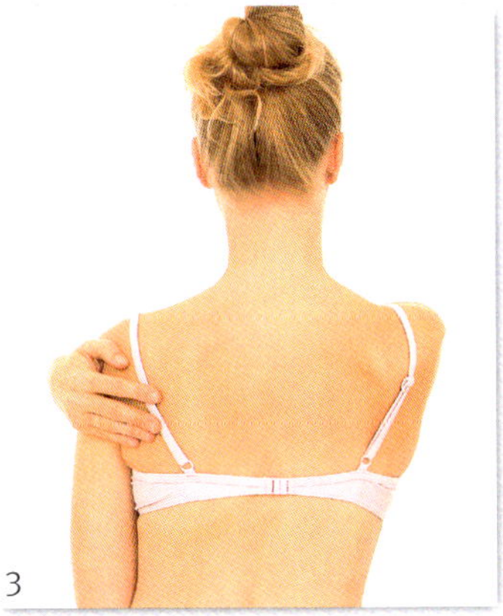
3

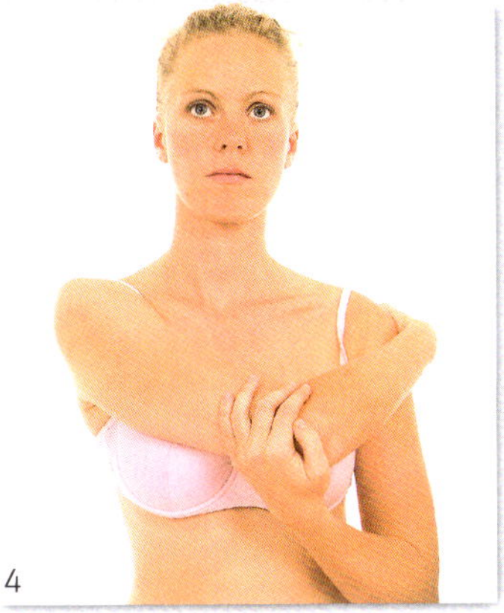
4

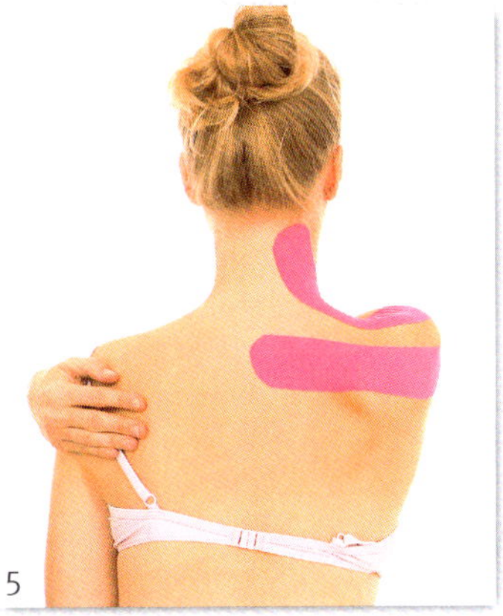
5

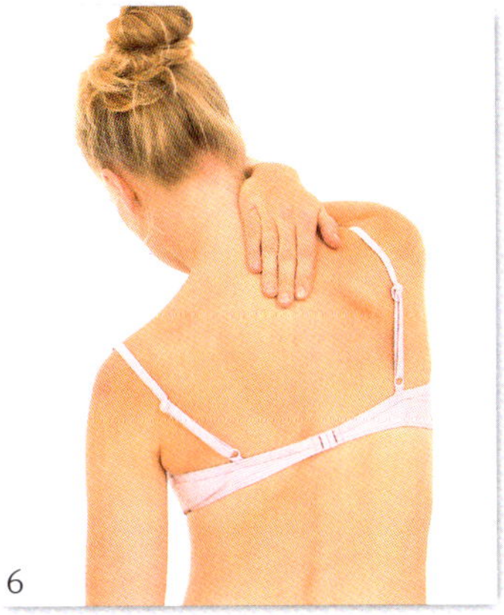
6

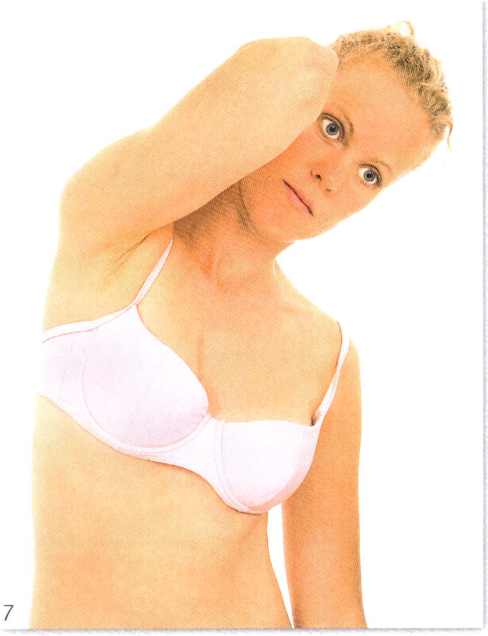
7

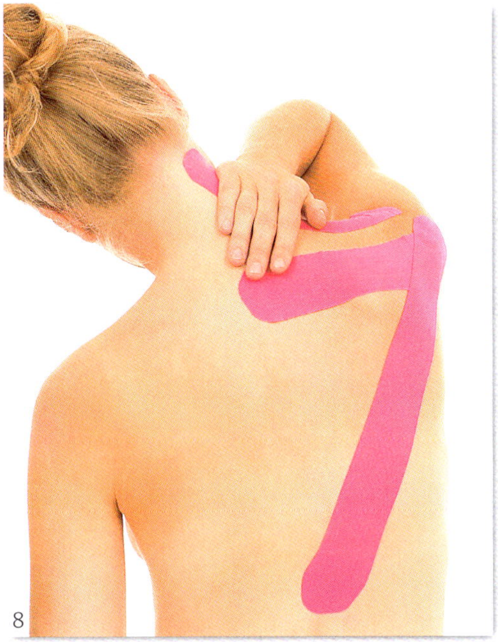
8

8 Schulterblattheber-Tape

INFO

Wann

- Kiefergelenksbeschwerden
- Halswirbelsäule: Schmerzen bei Drehung oder Seitneigung des Kopfs
- Kopfschmerzen vom Hinterhaupt zur Stirn ziehend
- Schmerzen im Bereich der Schulter

Wie viel

- Anzahl der Tape-Streifen: 1

Wo

- Von der hinteren Haaransatzgrenze nach unten und weiter über das Schulterblatt (2).

Vordehnung und Anlegen des Tapes

Vordehnung

Legen Sie die Hand jener Seite, die getapet wird, leicht gegen den Kopf, neigen Sie den Kopf zur Gegenseite und beugen Sie ihn etwas nach vorne (1).

Anlegen des Tapes

Der Tape-Streifen wird von der hinteren Haaransatzgrenze aus neben der Wirbelsäule nach unten über den inneren Rand des Schulterblatts geklebt (2).

Bitte beachten

Den Schulter-Nacken-Bereich wie beschrieben sehr gut vordehnen. Der Schulterblattheber-Muskel ist bei fast allen Störungen im Schulter-Nacken-Bereich betroffen. Wichtig ist entsprechend, dass der innere Rand des Schulterblatts entlang der Wirbelsäule in seiner ganzen Länge getapet wird.

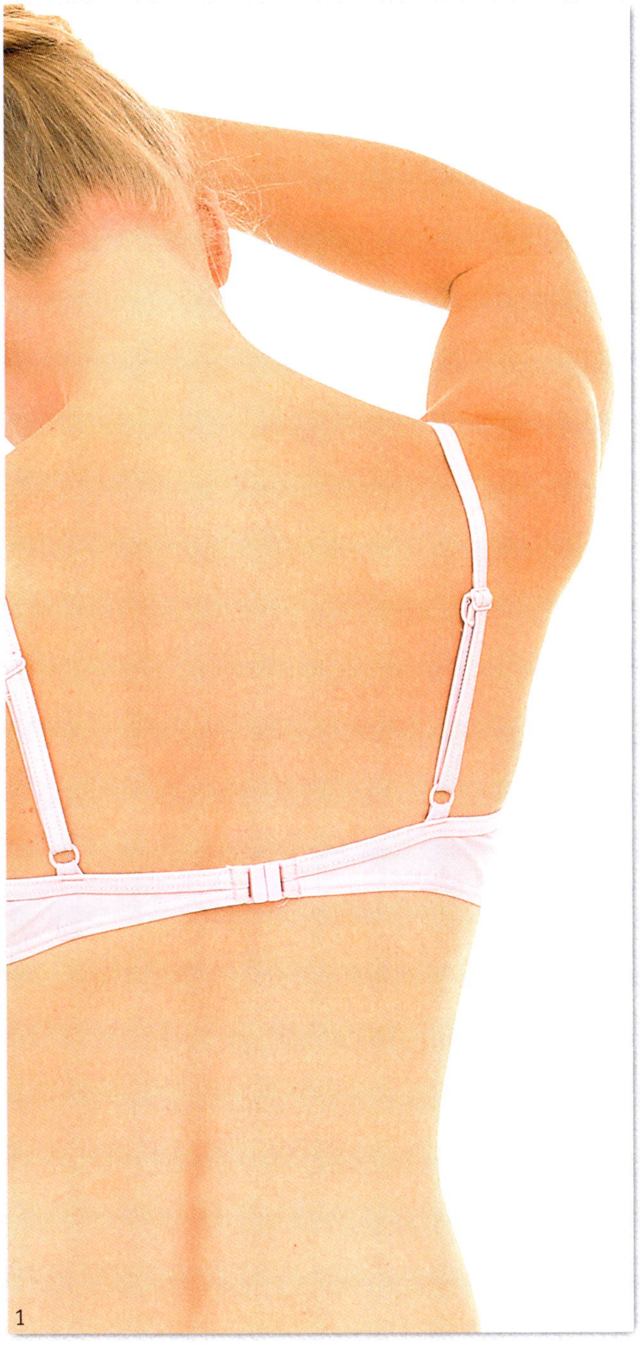
1

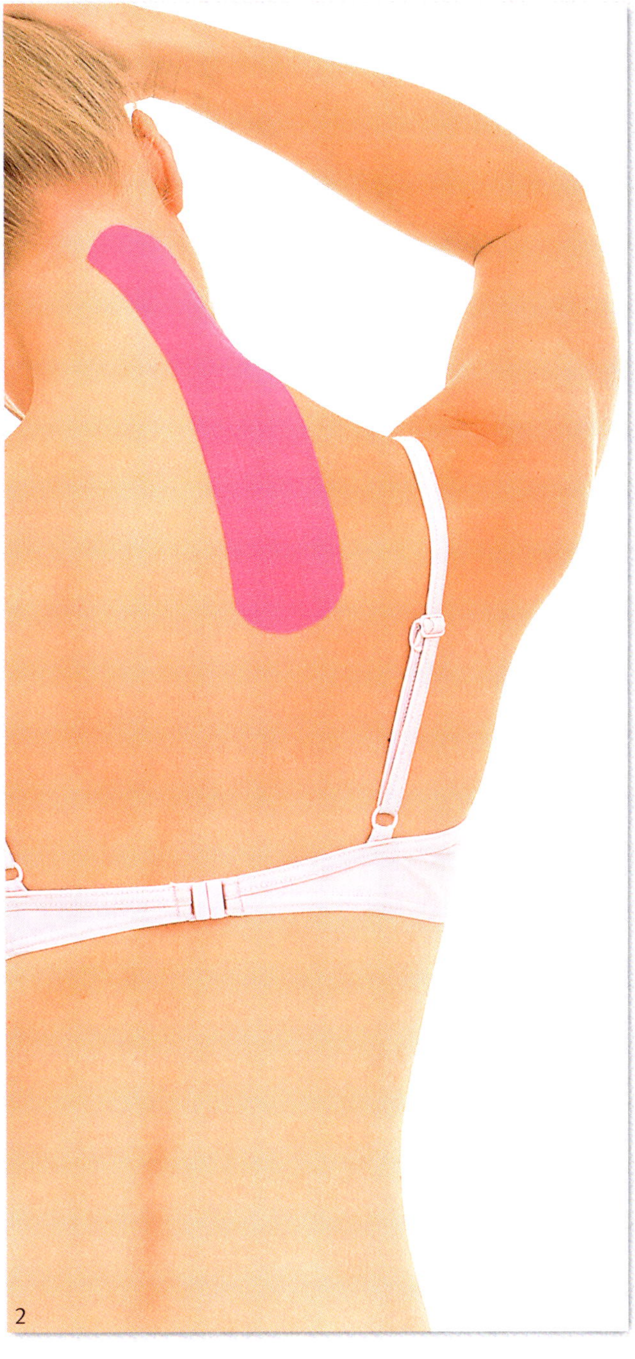
2

9 Grätenmuskel-Tape

INFO

Wann

- Schmerzen im Bereich der Schulter
- Schmerzen im Bereich des Oberarms

Wie viel

- Anzahl der Tape-Streifen: 2

Wo

- **Erster Tape-Streifen:** Vom Halsansatz entlang des Schulterblatts zum Oberarm (2).
- **Zweiter Tape-Streifen:** In horizontaler Linie über das gesamte Schulterblatt bis zum Oberarm (2).

Vordehnung und Anlegen des Tapes

Vordehnung

Legen Sie die Hand der Seite, die getapet wird, etwa im Lendenwirbelbereich auf den Rücken und drehen Sie die Handfläche nach außen (1).

Anlegen des Tapes

Der erste Tape-Streifen wird vom Halsansatz entlang des Schulterblatts zum Oberarm geklebt (2).

Der zweite Tape-Streifen wird etwa in der Mitte des Schulterblatts geklebt, und zwar von der Wirbelsäule bis ebenfalls zum Oberarm (2).

Bitte beachten

Ist es Ihnen nicht möglich, den Schulter-Nacken-Bereich wie beschrieben vorzudehnen, kann das Tape vor dem Auftragen gestretcht werden. Denn: Eine Vordehnung sollten Sie immer nur nach individueller „Verträglichkeit" vornehmen.

Das hier beschriebene Grätenmuskel-Tape besteht eigentlich aus zwei Tapes, dem Tape für den oberen Grätenmuskel und dem Tape für den unteren Grätenmuskel.

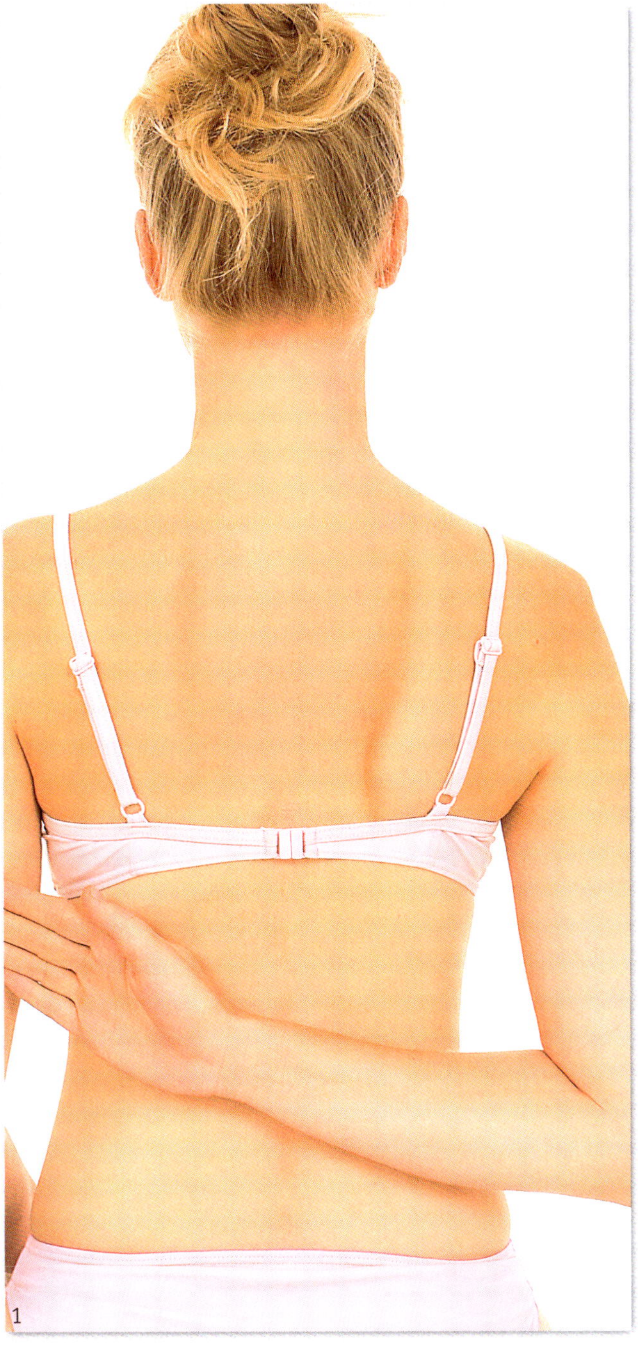

1

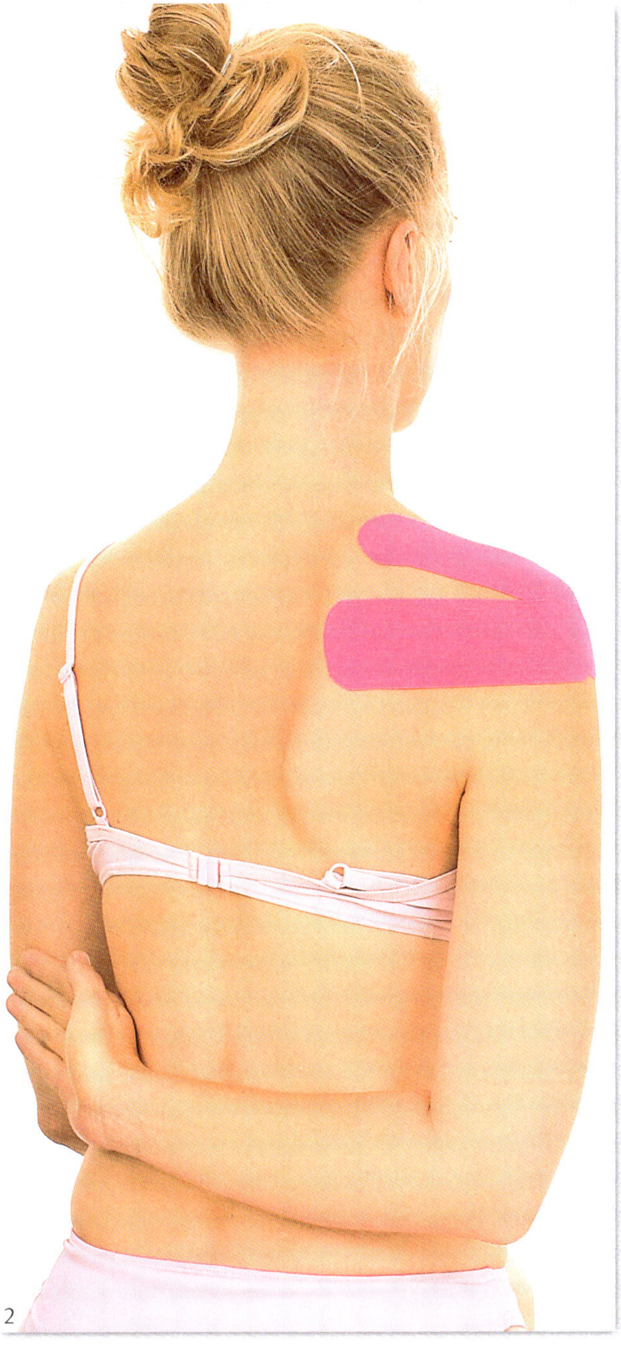

2

10 Rippenhalter-Tape

INFO

Wann

- Schmerzen im Bereich des Oberarms
- Schmerzen im Bereich der Schulter
- Kopfschmerzen
- Schmerzen im Bereich der Halswirbelsäule

Wie viel

- Anzahl der Tape-Streifen: 1

Wo

- Vom Kopf, ansetzend hinter dem Ohr, bis kurz vor das Schlüsselbein (2).

Vordehnung und Anlegen des Tapes

Vordehnung

Neigen Sie den Kopf zu der Seite, die nicht getapet wird (1).

Anlegen des Tapes

Schneiden Sie den Tape-Streifen konisch zu. Der schmalere Teil des Tape-Streifens wird vom Kopf aus, beginnend hinter dem Ohr, senkrecht nach unten in Richtung Schlüsselbein geklebt, und zwar bis kurz vor das Schüsselbein (2).

Bitte beachten

Das Tape wird nach vorne in Richtung Schlüsselbein geklebt, da sich hier häufig Trigger-Punkte bilden. Trigger-Punkte sind Reizpunkte, die ihrerseits schmerzhaft sind oder aber an anderer Stelle des Körpers Schmerzen auslösen können.

Über dem Schlüsselbein liegt zudem die erste Rippe. Mit dem Rippenhalter-Tape können also sowohl die genannten Trigger-Punkte als auch Blockierungen im Bereich der ersten Rippe mittherapiert werden. Das Tape wird in der Fachsprache auch Scalenus-Tape genannt.

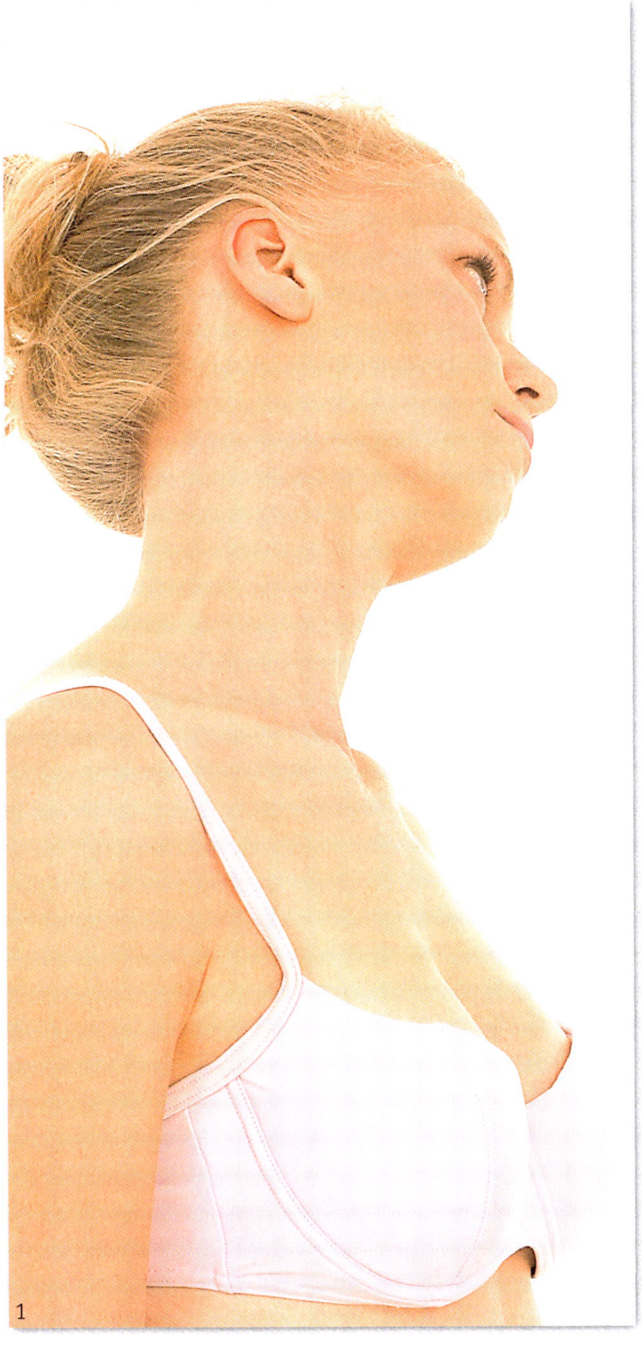

1

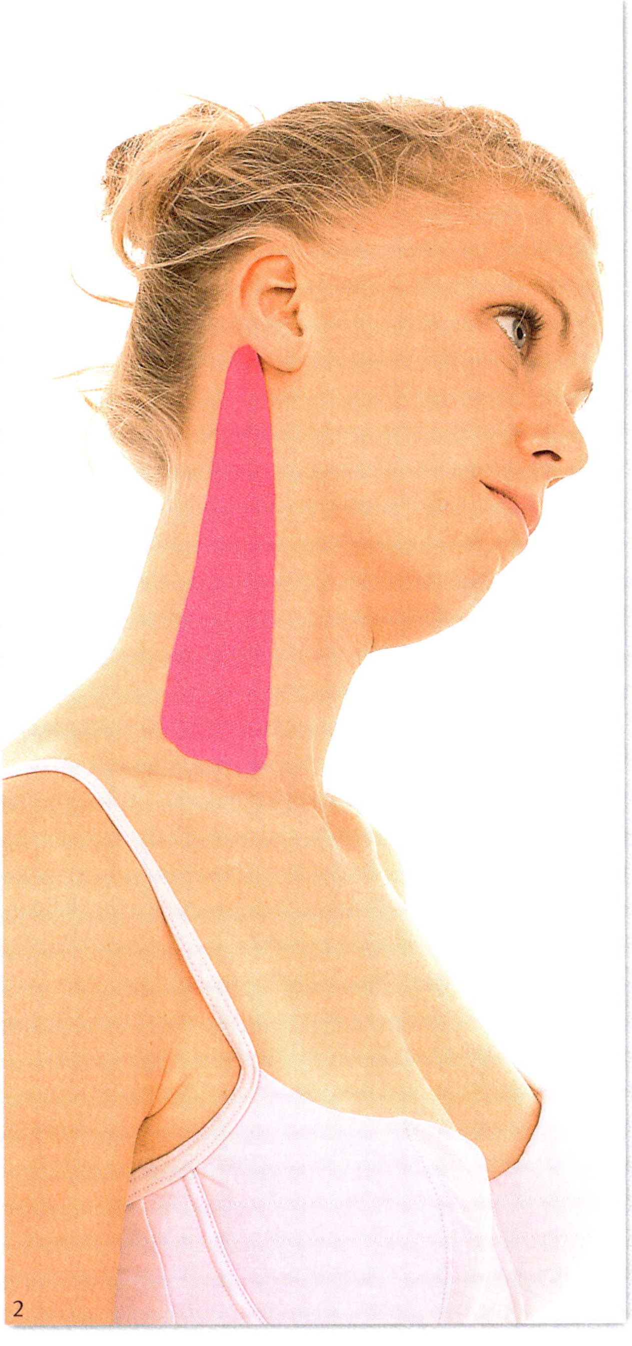

2

11 Rautenmuskel-Tape

INFO

Wann

- Schmerzen im Bereich der Schulter
- Schmerzen im Bereich der Brustwirbelsäule

Wie viel

- Anzahl der Tape-Streifen: 2

Wo

- **Erster Tape-Streifen:** Von der Halswirbelsäule schräg rüber in Richtung Oberarm, bis etwa zur Mitte des oberen Drittels des Schulterblatts (2).
- **Zweiter Tape-Streifen:** Vom oberen Ende der Brustwirbelsäule in Richtung Oberarm, bis etwas über die Mitte des Schulterblatts (2).

Vordehnung und Anlegen des Tapes

Vordehnung

Bewegen Sie den Arm jener Seite, die getapet wird, vor Ihrem Köper zur Gegenseite und umfassen Sie mit der Hand etwa in Schulterhöhe den Oberarm der Gegenseite. Neigen Sie nun den Kopf leicht zu dieser Seite und drehen Sie ihn dann etwas zu der Seite hin, die getapet wird. Achten Sie aber darauf, dass Ihr Rücken gestreckt bleibt (1).

Anlegen des Tapes

Der erste Tape-Streifen wird ausgehend von der unteren Halswirbelsäule geklebt; durch die Kopfbeugung ist hier ein deutlicher Knochenvorsprung der Halswirbel zu tasten. Der Tape-Streifen verläuft dann weiter etwas schräg nach unten bis etwa zur Mitte des oberen Drittels des Schulterblatts (2).

Der zweite Tapestreifen wird ein kleines Stück unterhalb des ersten Tape-Streifens angesetzt und dann etwas weiter als der erste Tape-Streifen geklebt, dessen Ende er leicht überlappt. (2)

Bitte beachten

Die Wirkung des Rautenmuskel-Tapes, das heißt die Dehnung des Muskels, kann hier noch verstärkt werden, indem das Tape vor dem Aufbringen gestretcht wird.

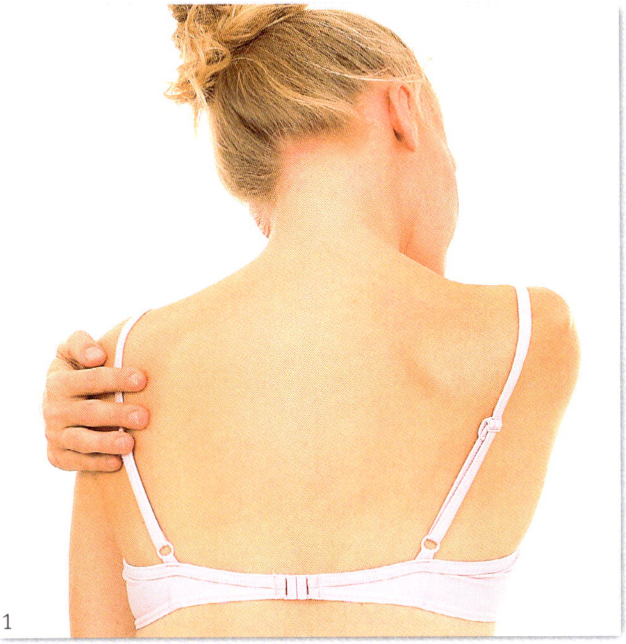
1

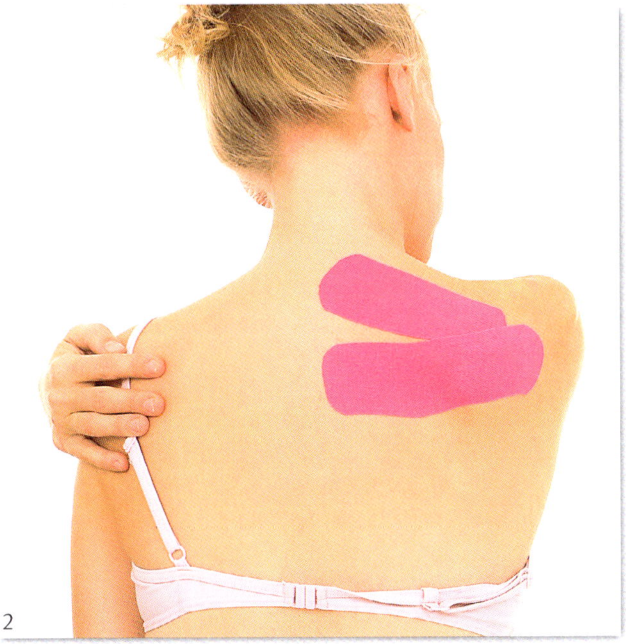
2

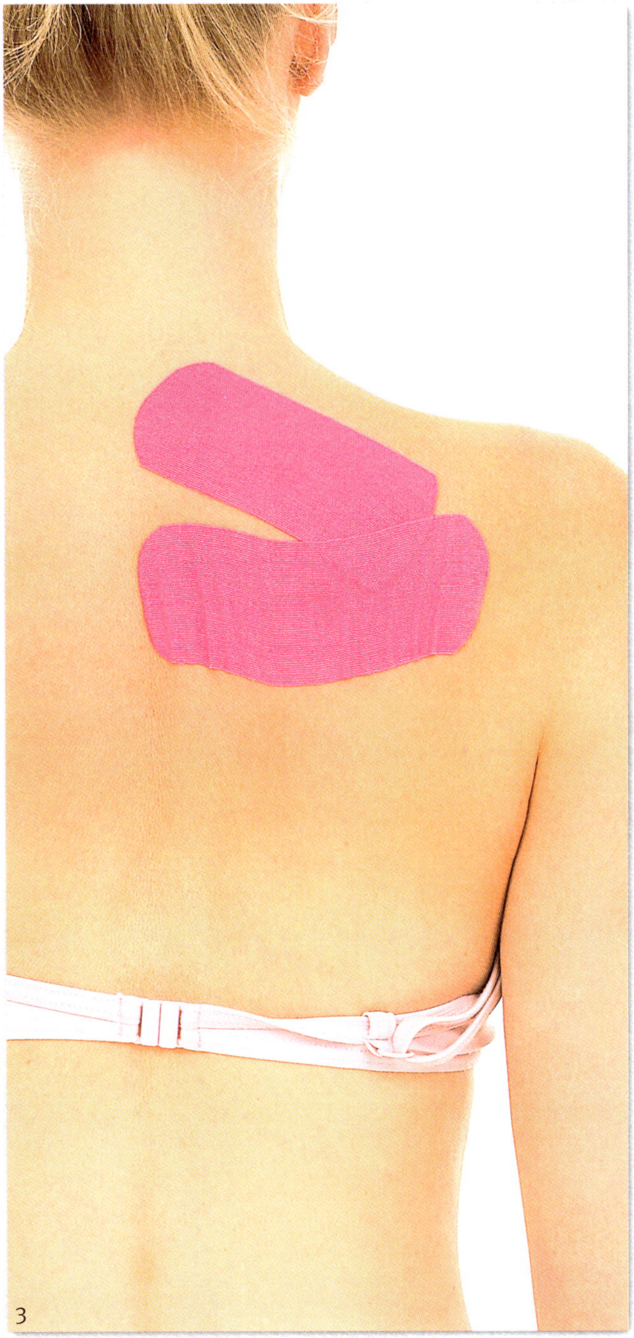
3

12 Halswirbelsäulen-Tape

INFO

Wann

- Schmerzen im Bereich der Halswirbelsäule
- Kopfschmerzen
- Schwindel
- Schmerzen im Bereich des Ellenbogens
- Tennisellenbogen
- Golferellenbogen
- Schmerzen im Bereich des Handgelenks
- Gefühlsstörungen im Bereich der Hand (Karpaltunnel-syndrom)

Wie viel

- Anzahl der Tape-Streifen: 2

Wo

- **Erster Tape-Streifen:** Von der oberen Brustwirbelsäule senkrecht hinauf bis zum Haaransatz (3).
- **Zweiter Tape-Streifen:** Von der Mitte der rechten Schulter bogenförmig über den Rücken zur Mitte der linken Schulter (5).

Vordehnung und Anlegen des Tapes

Vordehnung

Beugen Sie den Kopf nach vorne, das Kinn möglichst weit zum Brustbein hinab (1).

Anlegen des Tapes

Etwa drei Viertel des ersten Tape-Streifens mit einer Schere längs teilen (2). Er wird mit dem nicht eingeschnittenen Ende von der oberen Brustwirbelsäule senkrecht nach oben geklebt (3). Dann wird zunächst das linke Teilstück des Tape-Streifens links von der Wirbelsäule bis hinauf zum Haaransatz geklebt (3), danach das rechte Teilstück rechts von der Wirbelsäule bis zum Haaransatz hinauf (4).

Den zweiten Tapestreifen auf halbe Länge falten, gut knicken und wieder entfalten. Er wird quer zum ersten Tape-Streifen geklebt, und zwar ausgehend vom Übergang der Halswirbelsäule zur Brustwirbelsäule. Die Wirbelkörper der Halswirbelsäule sind bei der hier beschriebenen Vordehnung deutlich zu sehen bzw. zu tasten. In diesem Bereich der Halswirbelsäule wird der Tape-Streifen dort, wo er geknickt ist, angesetzt und dann bogenförmig nach rechts und links bis hin zur Mitte der rechten bzw. linken Schulter aufgetragen (5).

Bitte beachten

Da gerade die Übergänge der verschiedenen Wirbelsäulenabschnitte sehr störanfällig sind, ist es wichtig, dass der zweite Tape-Streifen den Übergang von der Halswirbelsäule zur Brustwirbelsäule bedeckt. Das Halswirbelsäulen-Tape kann mit zwei weiteren Tape-Streifen sinnvoll zum Halswirbelsäulen-Lymph-Tape ergänzt werden (S. 74).

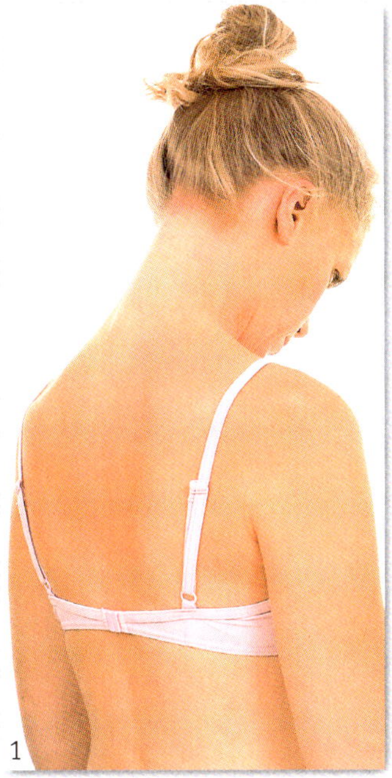
1

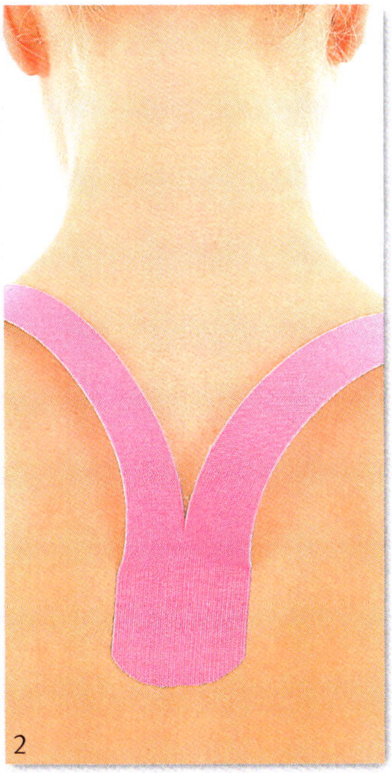
2

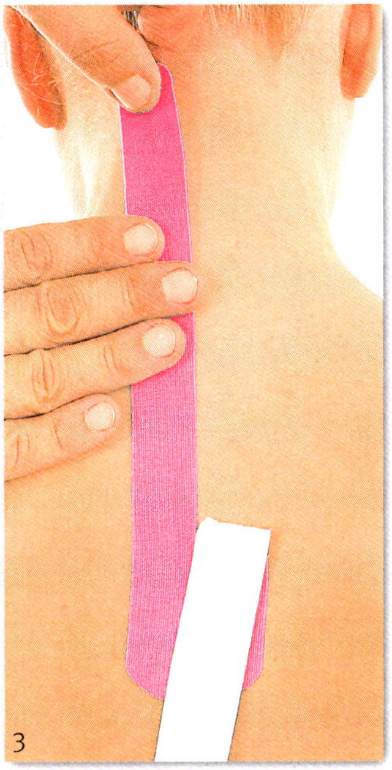
3

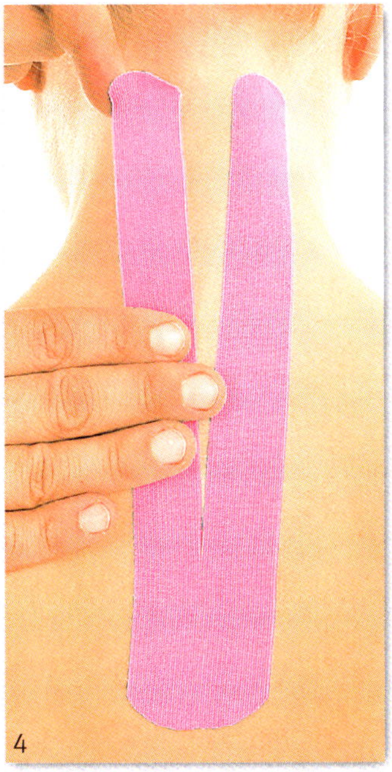
4

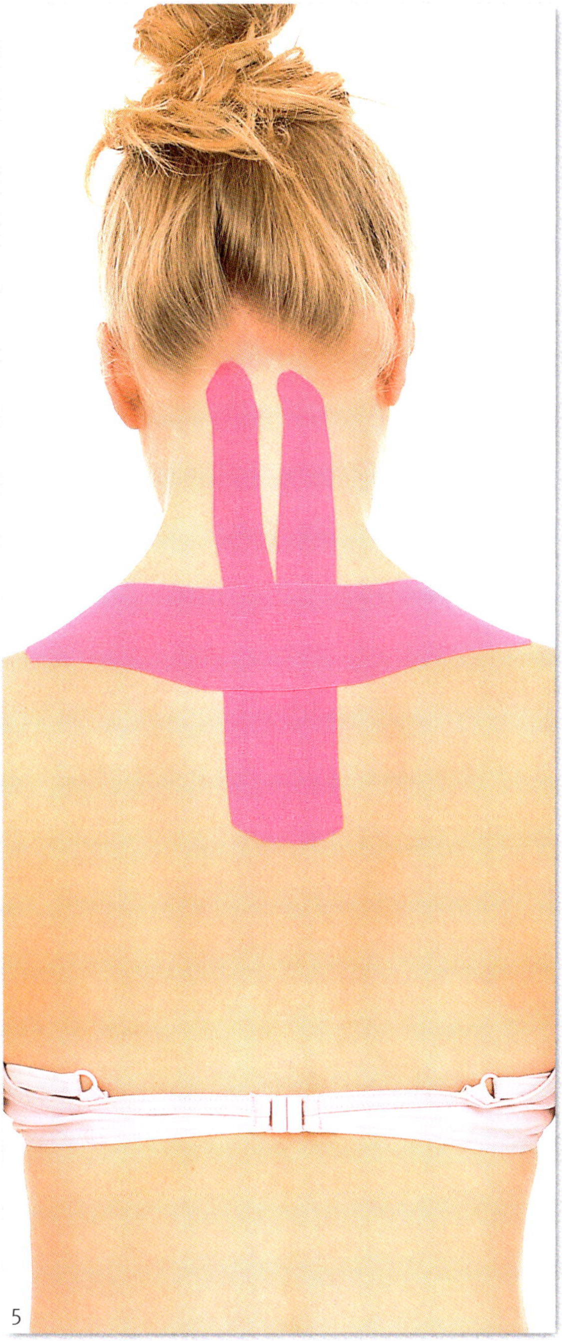
5

13 Halswirbelsäulen-Lymph-Tape

INFO

Wann

- Schmerzen im Bereich der Halswirbelsäule
- Nasennebenhöhlen-entzündung
- Heuschnupfen
- Schwindel
- Ohrgeräusche/Tinnitus
- Asthma bronchiale
- Bronchitis

Wie viel

- Anzahl der Tape-Streifen: 4

Wo

- **Erster Tape-Streifen:** Von der oberen Brustwirbelsäule senkrecht hinauf bis zum Haaransatz (1).
- **Zweiter Tape-Streifen:** Von der Mitte der rechten Schulter bogenförmig über den Rücken zur Mitte der linken Schulter (1).
- **Dritter Tape-Streifen:** Von der Mitte des linken Schulterblatts bis hinauf zum Haaransatz (2).
- **Vierter Tape-Streifen:** Von der Mitte des rechten Schulterblatts bis hinauf zum Haaransatz (2).

Vordehnung und Anlegen des Tapes

Vordehnung

Beugen Sie den Kopf nach vorne, das Kinn möglichst weit zum Brustbein hinab (1, S. 73).

Anlegen des Tapes

Den ersten Tape-Streifen zu zwei Dritteln mit einer Schere längs teilen. (2, S. 73). Er wird mit dem nicht eingeschnittenen Ende von der oberen Brustwirbelsäule senkrecht nach oben geklebt (3, S. 73). Dann wird zunächst das linke Teilstück des Tape-Streifens links von der Wirbelsäule bis hinauf zum Haaransatz geklebt (3, S. 73), danach das rechte Teilstück rechts von der Wirbelsäule bis zum Haaransatz hinauf (4, S. 73).

Den zweiten Tape-Streifen auf halbe Länge falten, gut knicken und wieder entfalten. Er wird quer zum ersten Tape-Streifen geklebt, und zwar ausgehend vom Übergang der Halswirbelsäule zur Brustwirbelsäule. Die Wirbelkörper der Halswirbelsäule sind bei der hier beschriebenen Vordehnung deutlich zu sehen bzw. zu tasten. In diesem Bereich der Halswirbelsäule wird der Tape-Streifen dort, wo er geknickt ist, angesetzt und dann bogenförmig nach rechts und links bis hin zur Mitte der rechten bzw. linken Schulter aufgetragen (1).

Der dritte Tape-Streifen wird etwa von der Mitte des linken Schulterblatts bis hinauf zum Haaransatz oberhalb der Wirbelsäule geklebt (2).

Der vierte Tape-Streifen wird etwa von der Mitte des rechten Schulterblatts bis hinauf zum Haaransatz oberhalb der Wirbelsäule geklebt (2).

Bitte beachten

Dieses Tape basiert auf dem Halswirbelsäulen-Tape (siehe S. 72) und ergänzt es besonders im Hinblick auf die Behandlung von Entzündungen der Nasennebenhöhle oder Heuschnupfen.

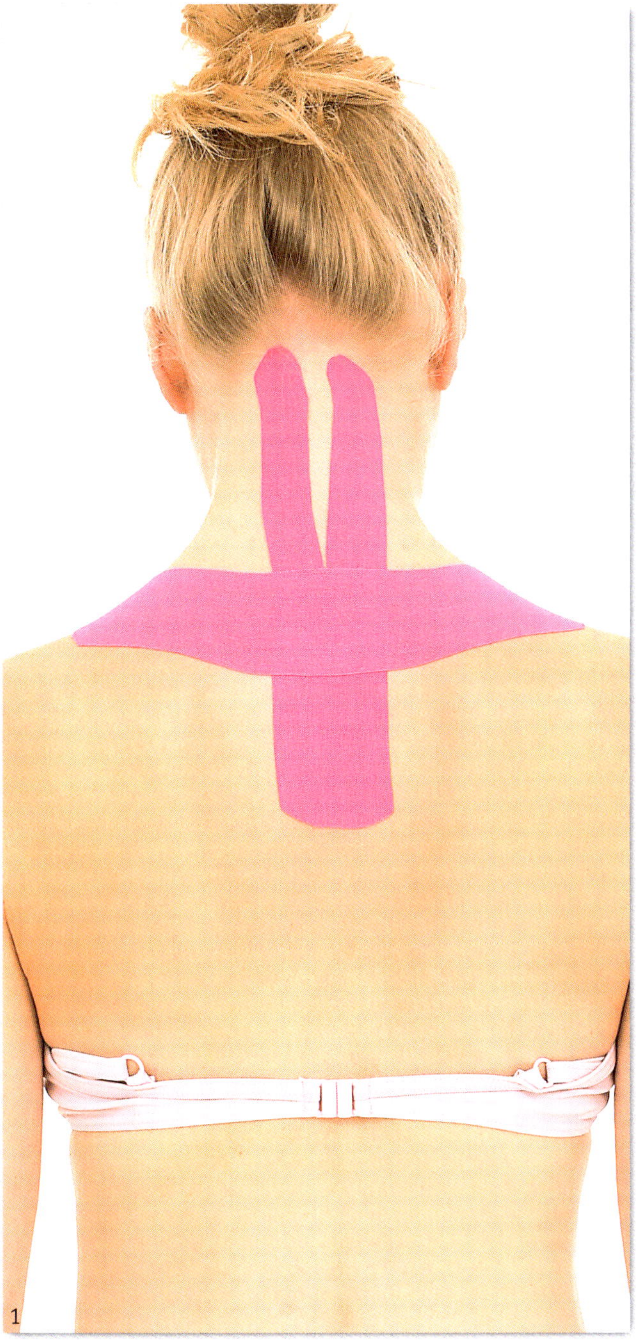
1

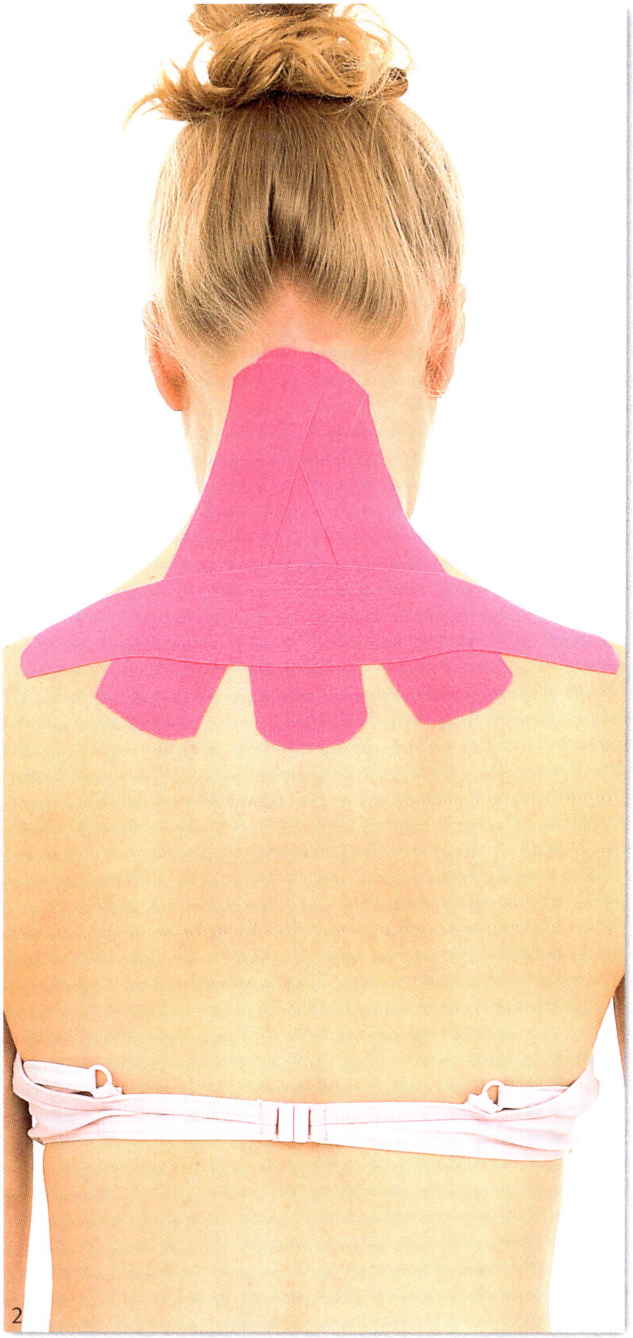
2

14 Brustwirbelsäulen-Tape

INFO

Wann

- Schmerzen im Bereich der Brustwirbelsäule und des Brustkorbs
- Asthma bronchiale
- Bronchitis
- Ekzem
- Orangenhaut
- Erschöpfungszustand
- Kreislaufbeschwerden
- prämenstruelles Syndrom
- Wechseljahresbeschwerden
- Schlafstörungen
- Schwangerschaftserbrechen

Wie viel

- Anzahl der Tape-Streifen: 2

Wo

- Vom Übergang der Lendenwirbelsäule zur Brustwirbelsäule bis hinauf zur Halswirbelsäule (3).

Vordehnung und Anlegen des Tapes

Vordehnung

Setzen Sie sich auf einen Hocker oder seitwärts auf einen Stuhl und beugen Sie den ganzen Rücken nach vorne (1).

Anlegen des Tapes

Der erste Tape-Streifen wird links von der Wirbelsäule senkrecht hinauf fast über den ganzen Rücken geklebt, nämlich ausgehend vom Übergang der Lendenwirbelsäule zur Brustwirbelsäule bis in den Bereich der Halswirbelsäule (2).

Der zweite Tape-Streifen wird genau wie der erste Tape-Streifen, jedoch rechts von der Wirbelsäule geklebt (2).

Bitte beachten

Wichtig ist bei diesem Tape, dass Sie wirklich zwei Tape-Streifen parallel kleben, sich also nicht mit lediglich einem, etwa geteilten Tape-Streifen begnügen, wie dies bei anderen Tapes (siehe S. 73) durchaus möglich ist.

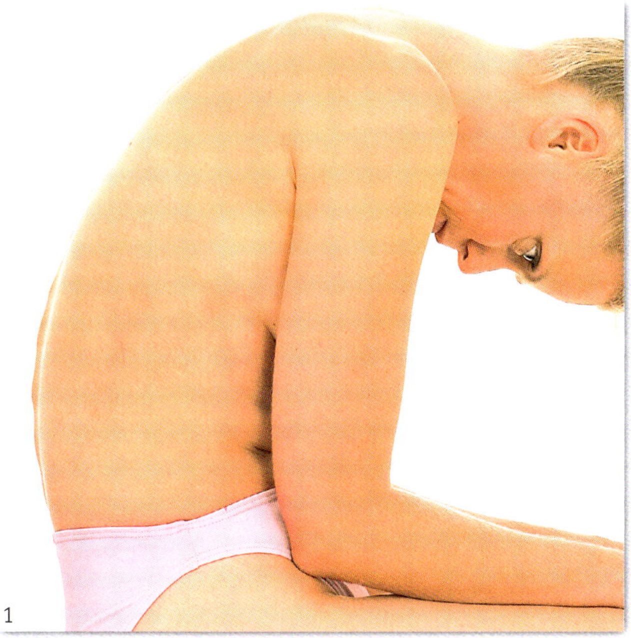

1

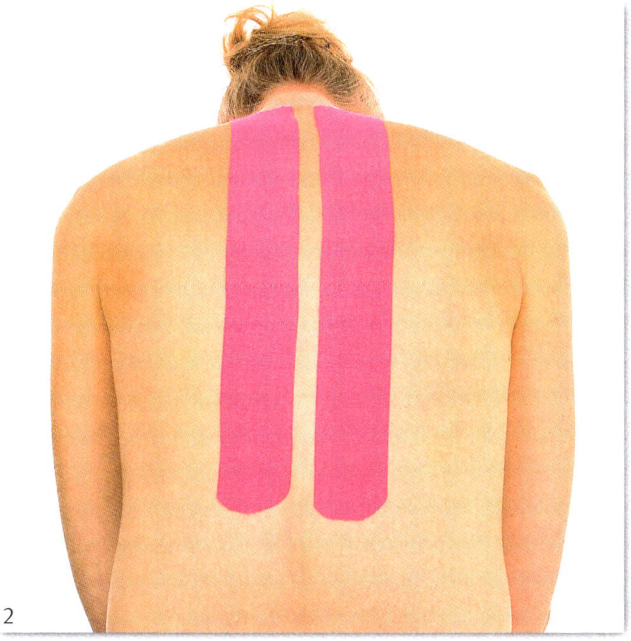

2

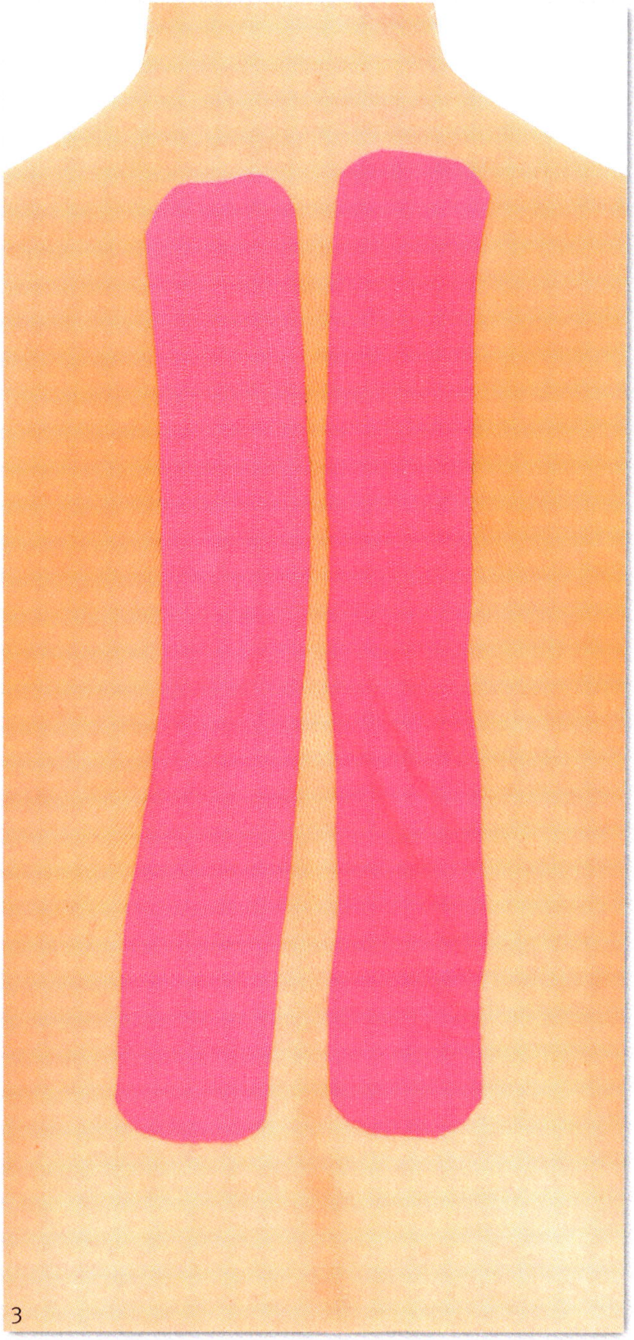

3

15 Lendenwirbelsäulen-Tape

INFO

Wann

- Nervenstörungen im Bein
- Fußschmerzen
- Hüftschmerzen
- Schmerzen im Bereich der Lendenwirbelsäule
- Asthma bronchiale
- Bronchitis
- Inkontinenz
- Durchfall
- Ekzem
- Erschöpfungszustand
- Orangenhaut
- prämenstruelles Syndrom
- Regelbeschwerden
- Reizblase
- Schlafstörungen
- Schwangerschaft und Geburtsvorbereitung

Wie viel

- Anzahl der Tape-Streifen: 3

Wo

- **Erster und zweiter Tape-Streifen:** Von der unteren Lendenwirbelsäule bis hinauf zur Brustwirbelsäule (2).
- **Dritter Tape-Streifen:** Im Bereich der oberen Lendenwirbelsäule quer etwa über den halben Rücken (3).

Vordehnung und Anlegen des Tapes

Vordehnung

Setzen Sie sich auf einen Hocker oder seitwärts auf einen Stuhl und beugen Sie den ganzen Rücken nach vorne (1).

Anlegen des Tapes

Der erste Tape-Streifen wird rechts von der Lendenwirbelsäule bis hinauf zur Brustwirbelsäule geklebt (2).

Der zweite Tapestreifen wird links von der Lendenwirbelsäule ebenfalls bis hinauf zur Brustwirbelsäule geklebt (2).

Der dritte Tape-Streifen wird im oberen Lendenwirbelbereich quer zu den beiden ersten Tape-Streifen geklebt (3).

Bitte beachten

Wichtig ist bei diesem Tape, dass Sie wirklich zwei Tape-Streifen parallel kleben, sich also nicht mit lediglich einem, etwa geteilten Tape-Streifen begnügen, wie dies bei anderen Tapes (siehe S. 73) durchaus möglich ist. Die Wirksamkeit des Lendenwirbelsäulen-Tapes erhöht sich deutlich, wenn das Tape bis in den Bereich der unteren Brustwirbelsäule geklebt wird. Ergänzt werden kann das Tape durch drei weitere Tape-Streifen, wie im Lendenwirbelsäulen-Stern-Tape (siehe S. 80) beschrieben.

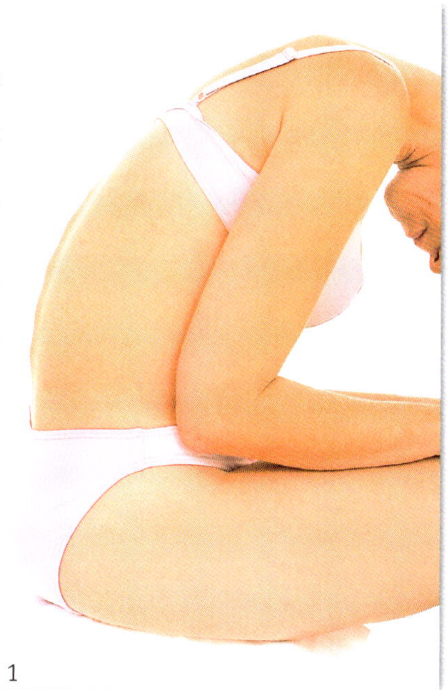

1

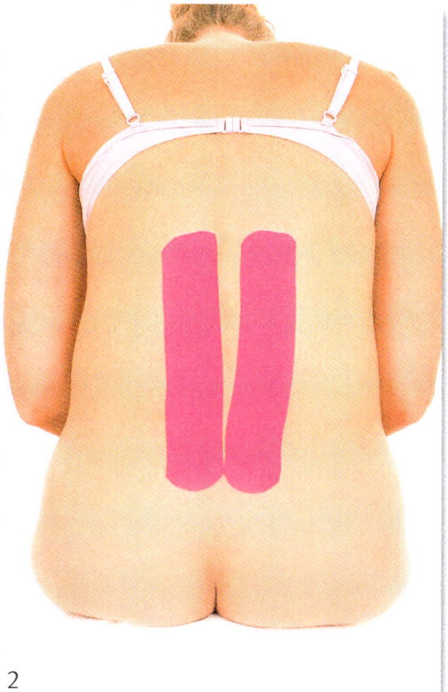

2

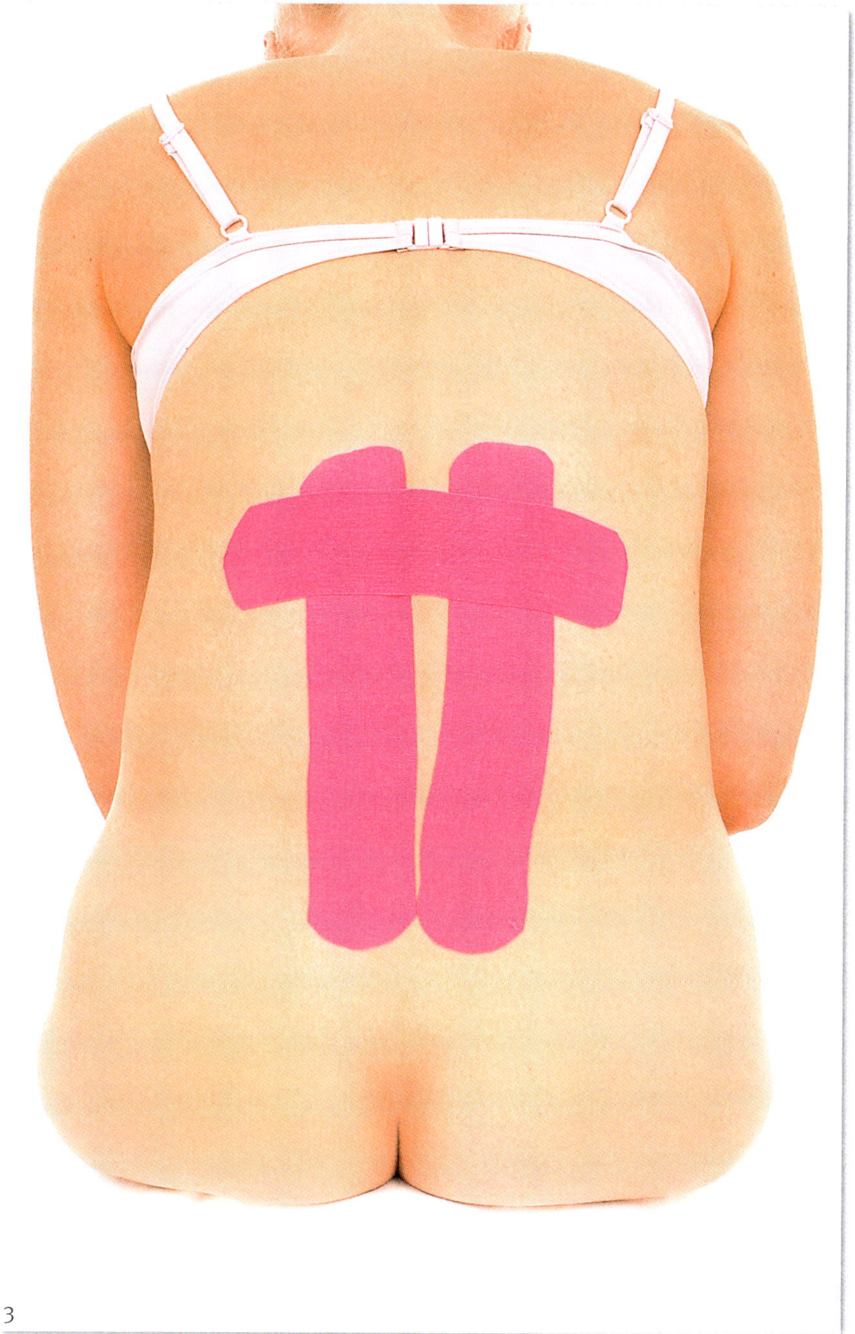

3

16 Lendenwirbelsäulen-Stern-Tape

INFO

Wann

- Schmerzen im Bereich der Lendenwirbelsäule
- Zustand nach Bandscheibenoperation

Wie viel

- Anzahl der Tape-Streifen: 6

Wo

- **Erster und zweiter Tape-Streifen:** Von der unteren Lendenwirbelsäule bis hinauf zur Brustwirbelsäule (2).
- **Dritter Tape-Streifen:** Im Bereich der oberen Lendenwirbelsäule quer etwa über den halben Rücken (3).
- **Vierter, fünfter und sechster Tape-Streifen:** Im Bereich der unteren Lendenwirbelsäule quer über den halben Rücken (4; 5).

Vordehnung und Anlegen des Tapes

Vordehnung

Setzen Sie sich auf einen Hocker oder seitwärts auf einen Stuhl und beugen Sie den ganzen Rücken nach vorne (1).

Anlegen des Tapes

Der erste Tape-Streifen wird rechts von der Lendenwirbelsäule bis hinauf zur Brustwirbelsäule geklebt (2).

Der zweite Tapestreifen wird links von der Lendenwirbelsäule bis hinauf zur Brustwirbelsäule geklebt (2).

Der dritte Tape-Streifen wird im oberen Lendenwirbelbereich quer zu den beiden ersten Tape-Streifen über den halben Rücken geklebt (3).

Der vierte Tape-Streifen wird gestretcht im unteren Lendenwirbelbereich quer zu den beiden ersten Tapes geklebt (4).

Der fünfte und sechste Tape-Streifen werden ebenfalls gestretcht und dann in Form eines Andreaskreuzes über den vierten Tape-Streifen geklebt (5).

Bitte beachten

Dehnen Sie die ersten drei Tape-Streifen beim Kleben nicht oder nur sehr wenig. Tragen Sie den vierten, fünften und sechsten Tape-Streifen jedoch leicht gestretcht auf. Die Wirksamkeit des Tapes erhöht sich deutlich, wenn die ersten beiden Tape-Streifen bis in den Bereich der unteren Brustwirbelsäule geklebt werden. Wichtig ist, dass Sie zwei Tape-Streifen parallel kleben, sich also nicht mit einem, etwa geteilten Tape-Streifen begnügen, wie dies bei anderen Tapes möglich ist.

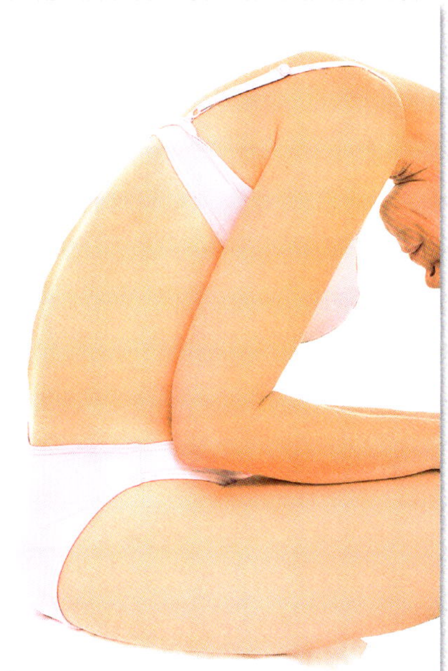
1

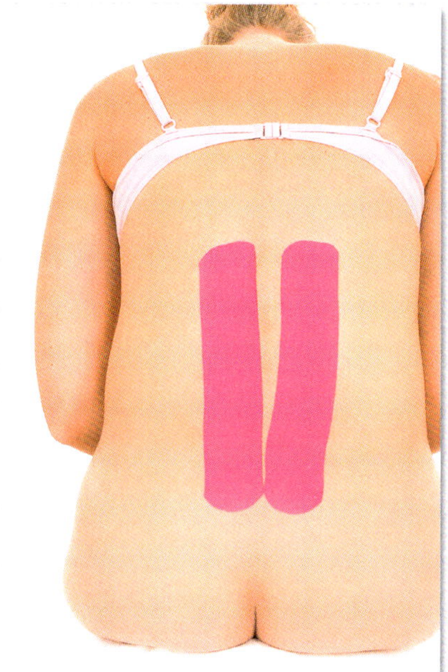
2

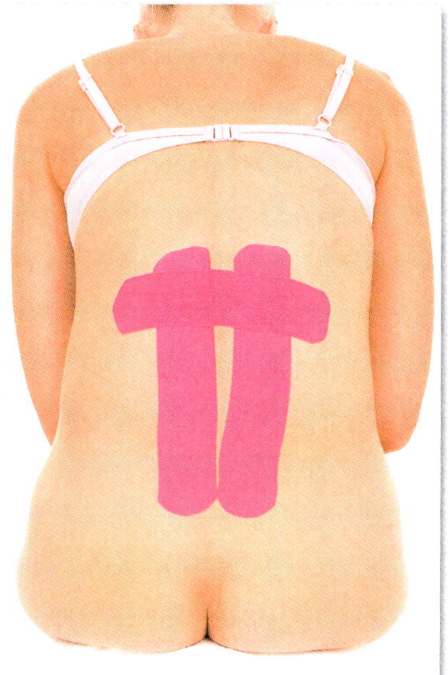
3

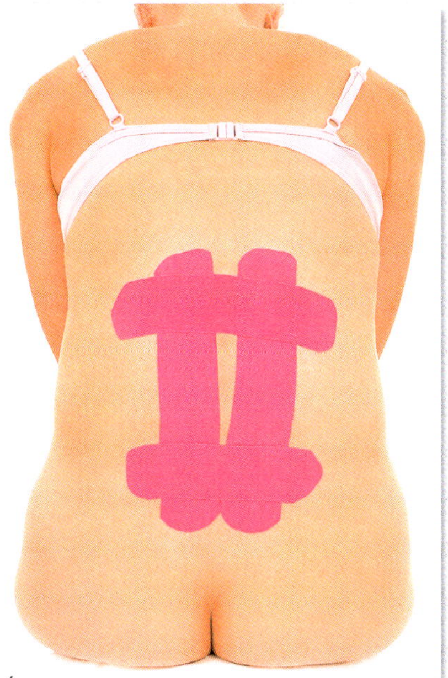
4

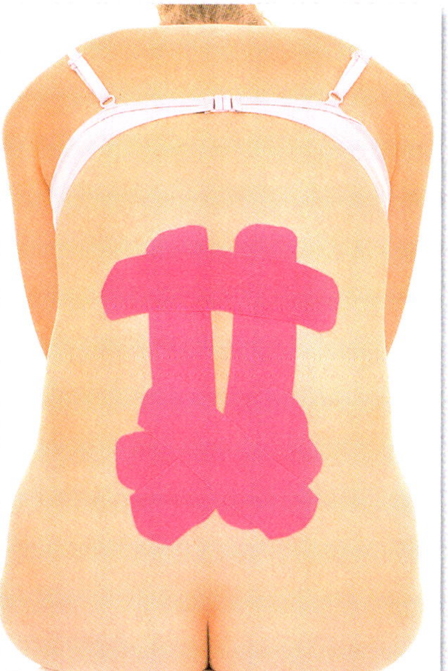
5

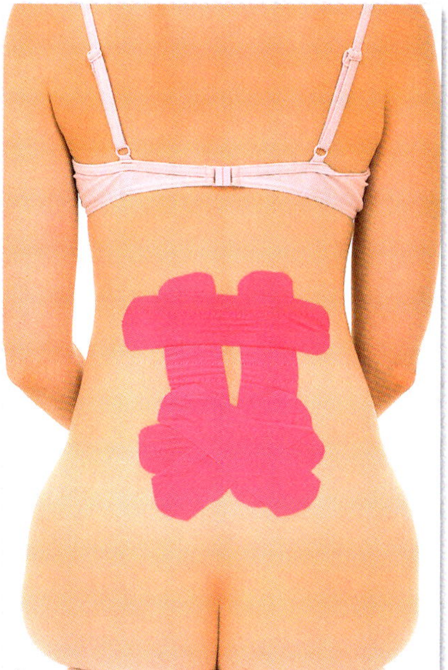
6

17 Kreuzdarmbeingelenk-Tape

INFO

Wann

- Schmerzen im Bereich der Lendenwirbelsäule
- Steißbeinschmerzen
- Hüftschmerzen
- Regelbeschwerden
- Kopfschmerzen
- Schmerzlinderung während der Geburt

Wie viel

- Anzahl der Tape-Streifen: 4

Wo

- **Erster und zweiter Tape-Streifen:** Etwa zwei Drittel der Länge der Lendenwirbelsäule (1; 2).
- **Dritter und vierter Tape-Streifen:** Von der Gesäßfalte bis über die Hüfte (4; 5).

Vordehnung und Anlegen des Tapes

Erster Tape-Streifen

Vordehnung: Setzen Sie sich auf einen Hocker oder seitwärts auf einen Stuhl und beugen Sie den ganzen Rücken nach vorne (1).

Anlegen des Tape-Streifens: Er wird neben der Lendenwirbelsäule, beginnend etwas oberhalb der Gesäßfalte, geklebt, und zwar bis hinauf ins oberste Drittel der Lendenwirbelsäule (1).

Zweiter Tape-Streifen

Vordehnung: Setzen Sie sich gerade hin, beugen Sie den Oberkörper zu der Seite, die nicht getapet wird, und legen Sie die Hand der Seite, die getapet wird, seitwärts auf den Kopf (2).

Anlegen des Tape-Streifens: Beim Anlegen den Tape-Streifen leicht stretchen! Er wird außen neben den ersten Streifen geklebt, allerdings etwas höher in Richtung Brustwirbelsäule (2).

Dritter und vierter Tape-Streifen

Vordehnung: Legen Sie sich auf die Seite, die nicht getapet wird, strecken Sie das unten liegende Bein aus und beugen Sie das andere Bein im Hüftgelenk bis etwa Hüfthöhe (3).

Anlegen der Tape-Streifen: Der dritte Tape-Streifen wird etwas oberhalb der Gesäßfalte angesetzt und dann seitlich bis über die Hüfte geklebt (3). Der vierte Tape-Streifen wird vom Ende der Gesäßfalte über das Gesäß und ebenfalls bis über die Hüfte geklebt (4).

Bitte beachten

Es empfiehlt sich vor allem bei chronischen Erkrankungen, das Kreuzdarmbeingelenk vorsorglich mitzutapen.

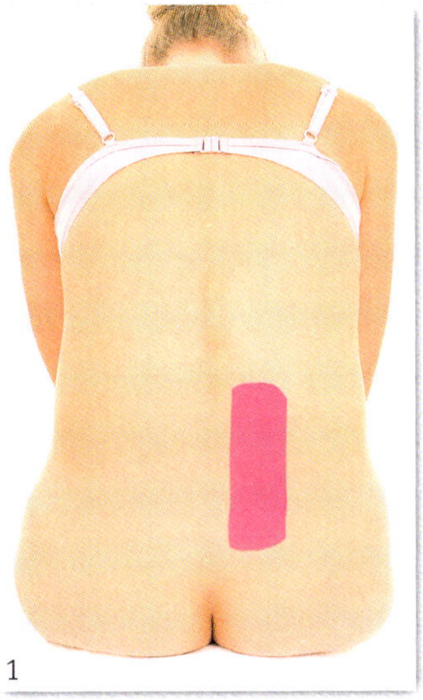
1

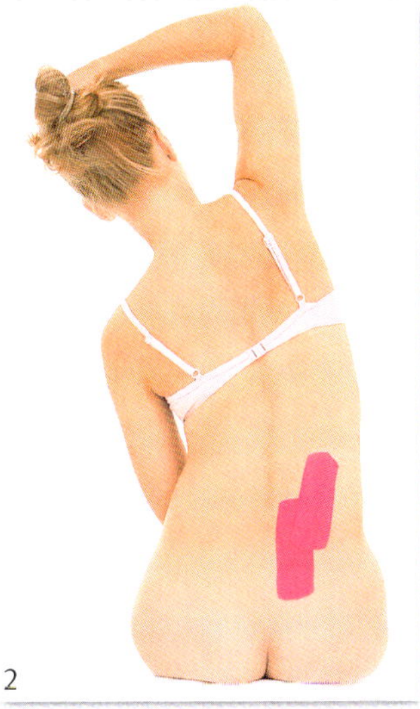
2

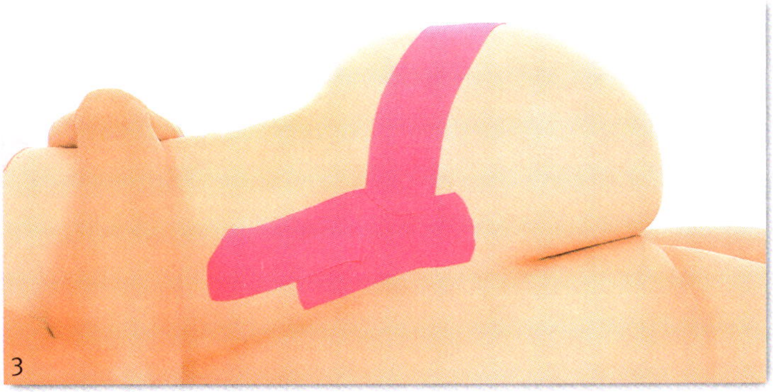
3

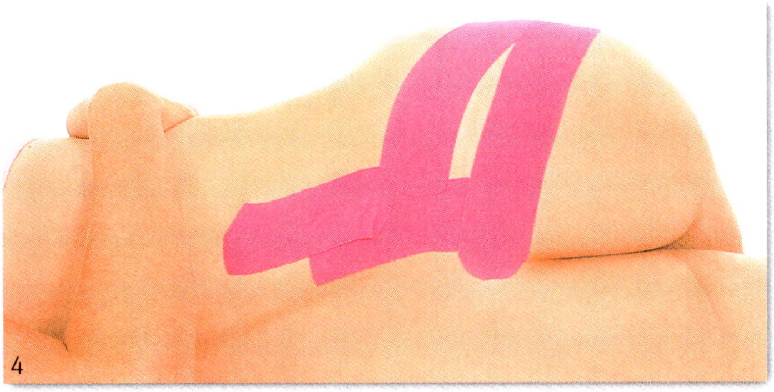
4

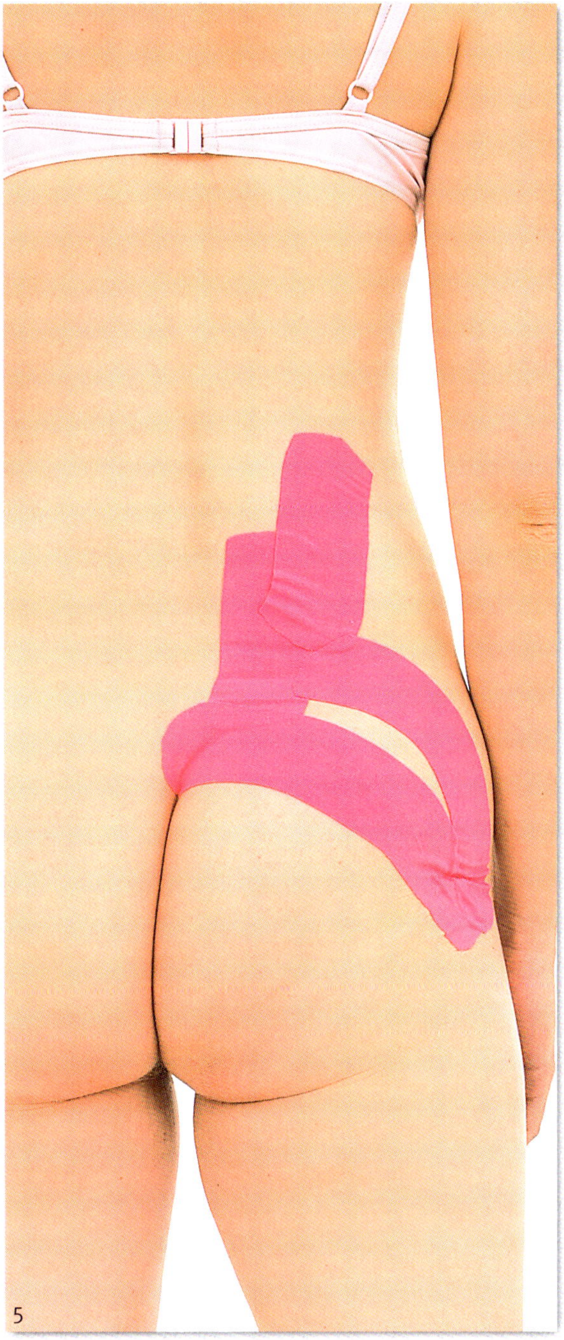
5

18 Bauchmuskel-Tape (gerader Anteil)

INFO

Wann

- Bauchschmerzen
- Schwangerschaftsbeschwerden im Bauchraum
- Verdauungsstörungen
- Durchfall
- Verstopfung
- Reizblase
- Inkontinenz

Wie viel

- Anzahl der Tape-Streifen: 2

Wo

- Beide Tape-Streifen reichen von der oberen Schamhaargrenze bis hinauf zum Rippenbogen, der unterhalb der Brust gut zu tasten ist (2).

Vordehnung und Anlegen des Tapes

Vordehnung

Setzen Sie sich in einen großen Sessel oder auf ein Bett. Neigen Sie den Oberkörper nach hinten, stützen Sie sich mit den Armen ab und drücken das Becken nach vorne (1).

Anlegen des Tapes

Der erste Tape-Streifen wird links neben der Körpermittellinie von der oberen Schamhaargrenze bis zum untersten Rippenbogen geklebt (2), der unterhalb der Brust gut zu tasten ist.

Der zweite Tape-Streifen wird rechts neben der Körpermittellinie parallel zum ersten Tape-Streifen geklebt (2).

Bitte beachten

Die für dieses Tape optimale Vordehnung ist, wie dargestellt, vielleicht nicht jedem möglich. Das Tape kann jedoch auch im Liegen geklebt werden. Legen Sie sich eine Nackenrolle unter die Brustwirbelsäule, so erreichen Sie zumindest eine geringe Vordehnung.

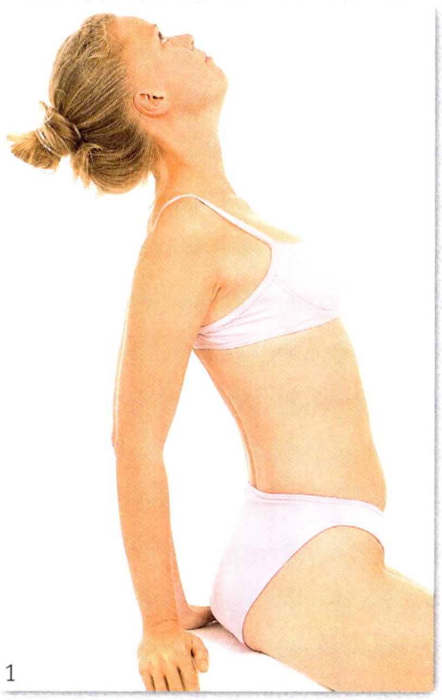

1

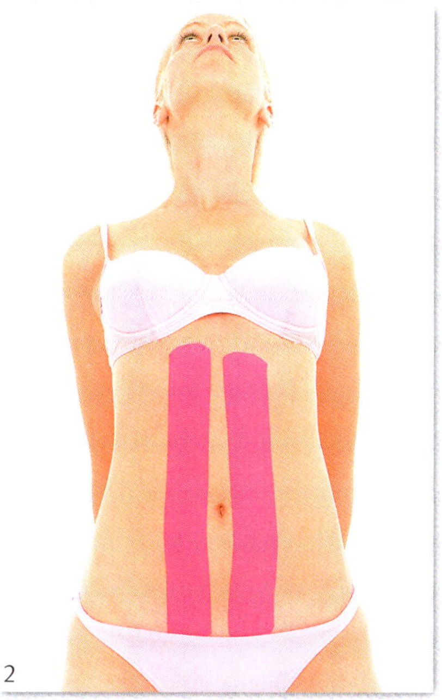

2

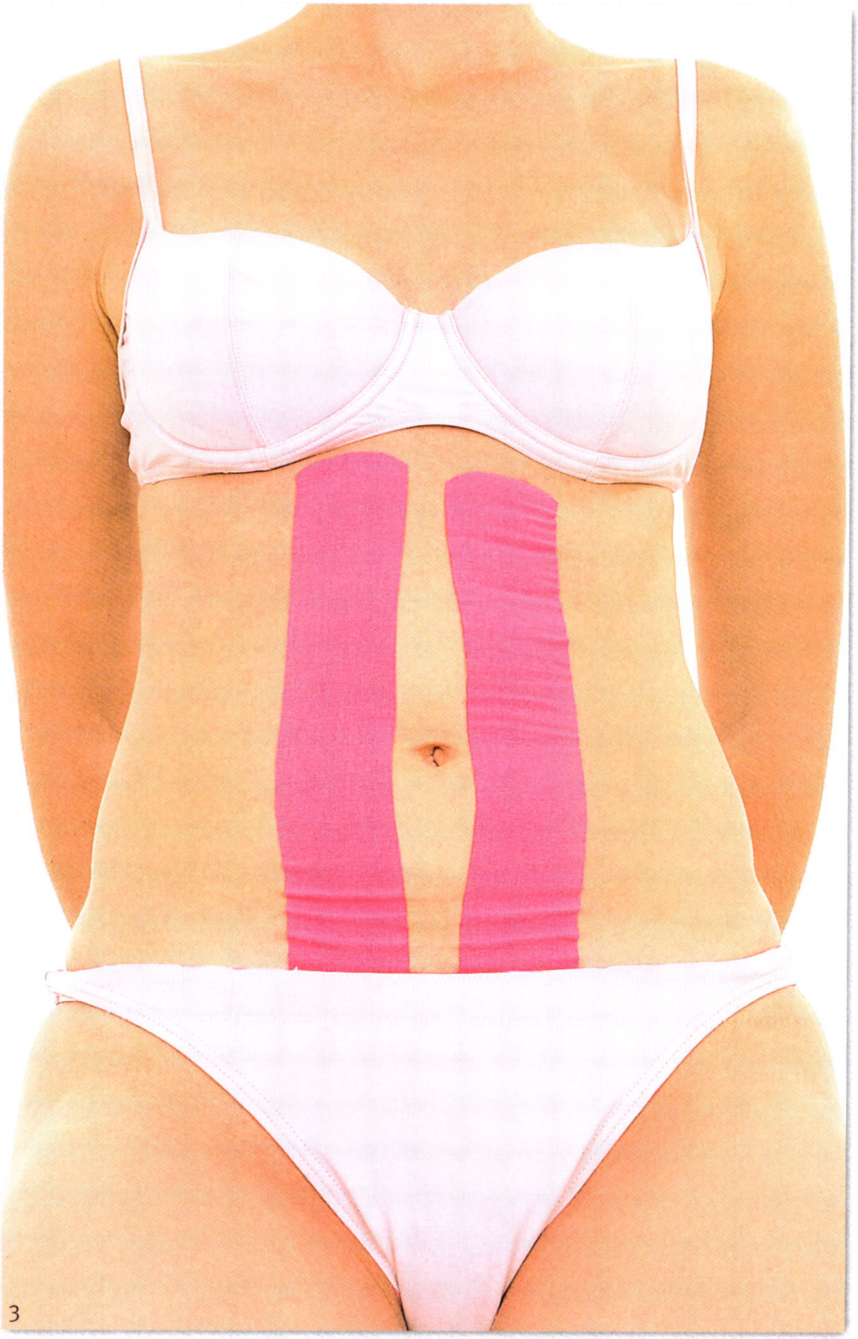

3

19 Bauchmuskel-Tape (schräger Anteil)

INFO

Wann

- Bauchschmerzen
- Schwangerschaftsbeschwerden im Bauchraum
- Verdauungsstörungen
- Durchfall
- Verstopfung
- Reizblase
- Inkontinenz

Wie viel

- Anzahl der Tape-Streifen: 4

Wo

- **Erster und dritter Tape-Streifen:** Ansetzend an der Körperseitenlinie unterhalb der Rippen bis hinunter zur Leiste (1).
- **Zweiter und vierter Tape-Streifen:** Von der Leiste schräg nach oben zum Rippen-Brustbein-Winkel, der unterhalb der Brust gut zu tasten ist (2).

Vordehnung und Anlegen des Tapes

Vordehnung und Anlegen rechte Seite

Setzen Sie sich hin, beugen Sie den Oberkörper leicht nach hinten und drehen Sie zusätzlich die rechte Schulter noch etwas weiter nach hinten (1).

Der erste Tape-Streifen wird an der rechten Körperseitenlinie unterhalb der Rippen angesetzt und bis hinunter zur Leiste der rechten Körperhälfte geklebt (1).

Der zweite Tape-Streifen wird von der rechten Leiste schräg nach oben bis zum Rippen-Brustbein-Winkel geklebt; er endet im Bereich des untersten rechten Rippenbogens (2), der unterhalb der Brust gut zu tasten ist.

Vordehnung linke Seite

Drehen Sie bei zurückgelehntem Oberkörper nun die linke Schulter nach hinten.

Der erste Streifen wird jetzt an der linken Körperseitenlinie unterhalb der Rippen angesetzt und bis hinunter zur Leiste der linken Körperhälfte geklebt.

Der zweite Tape-Streifen wird von der linken Leiste schräg nach oben zum Rippen-Brustbein-Winkel geklebt; er endet im Bereich des untersten linken Rippenbogens, der unterhalb der Brust gut zu tasten ist.

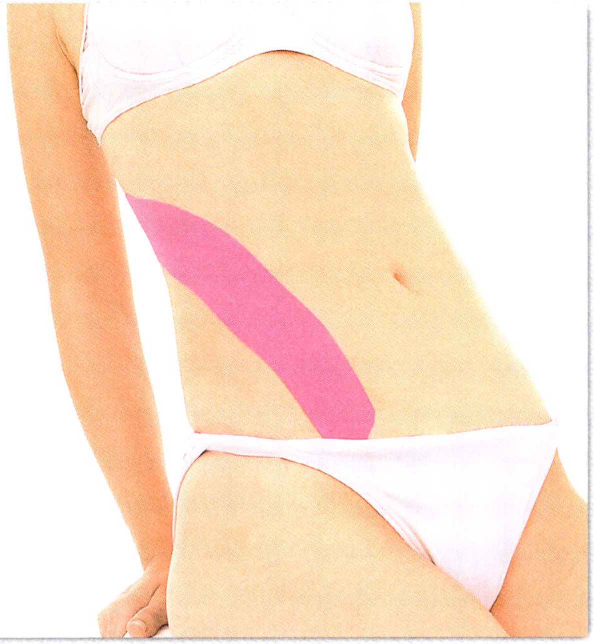
1

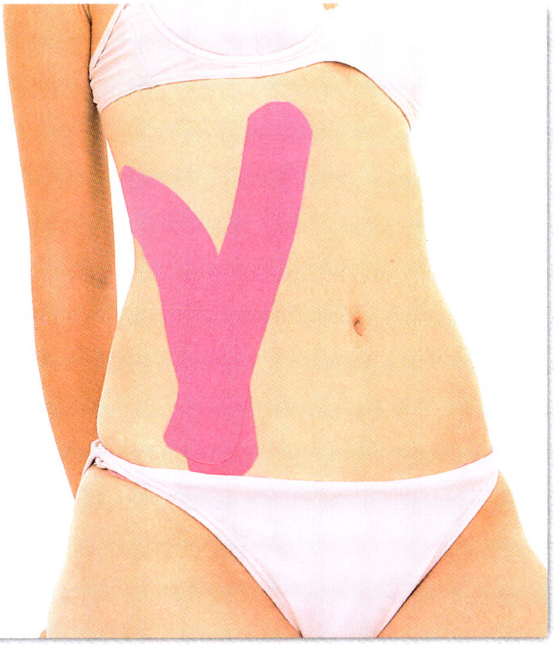
2

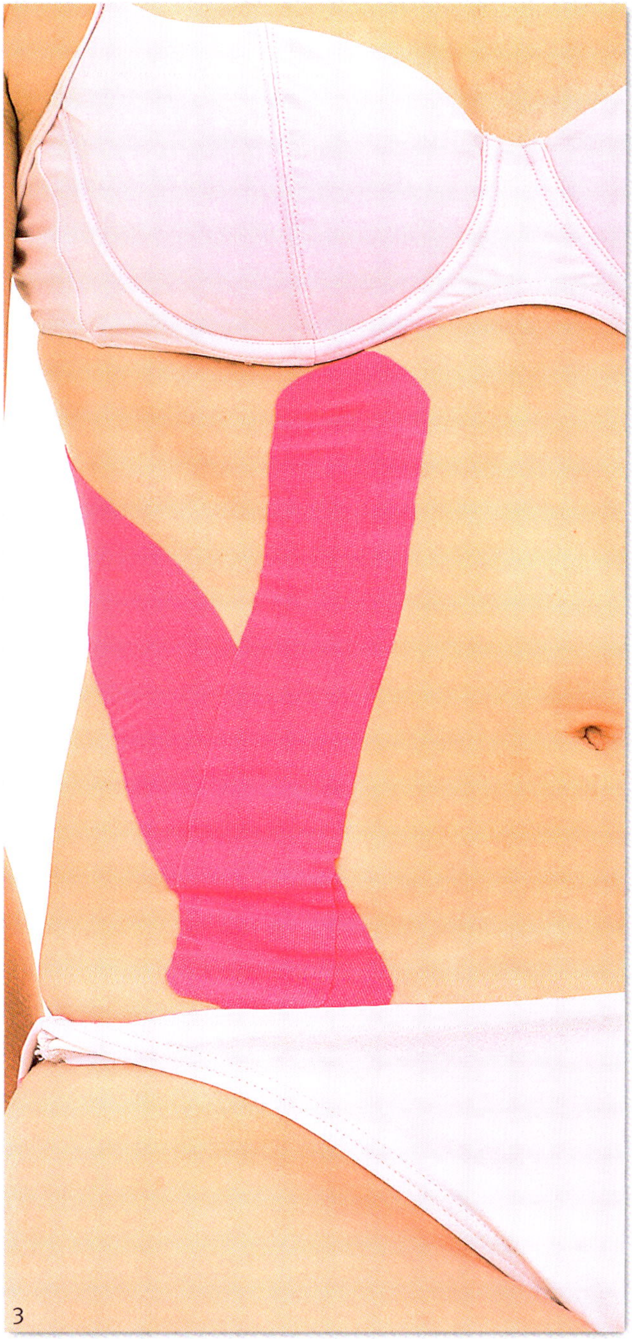
3

20 Darmbeinmuskel-Tape

INFO

Wann

- Steißbeinschmerzen
- Schmerzen im Bereich der Hüfte
- Schmerzen im Bereich der Brust- und Lendenwirbelsäule

Wie viel

- Anzahl der Tape-Streifen: 1

Wo

- Von der Innenseite des Oberschenkels, etwas unterhalb des Beckens ansetzend, quer über die Leiste bis unterhalb des Hüftknochens (2).

Vordehnung und Anlegen des Tapes

Vordehnung

Legen Sie sich so auf einen Tisch, dass das Bein der Seite, die getapet wird, vom Knie abwärts neben dem Tisch herabhängt. Ziehen Sie nun mit beiden Händen das angewinkelte Bein der anderen Seite zu sich hin (1).

Anlegen des Tapes

Sretchen Sie den Tape-Streifen leicht vor, bevor Sie ihn vom gut tastbaren Beckenkammvorsprung, umgangssprachlich auch als „Hüftknochen" bezeichnet, bis in die Leiste kleben (2).

Bitte beachten

Um die Vordehnung noch zu verstärken, können Sie das Bein der Seite, die getapet wird, im Hüftgelenk etwas nach innen drehen.

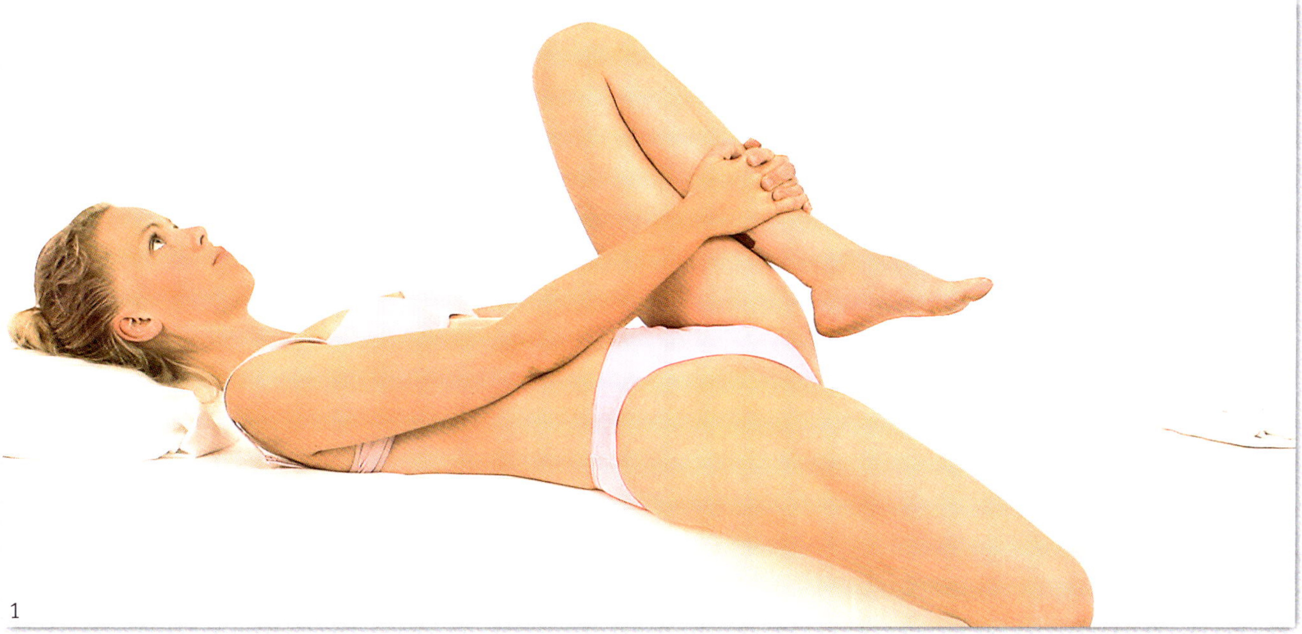

1

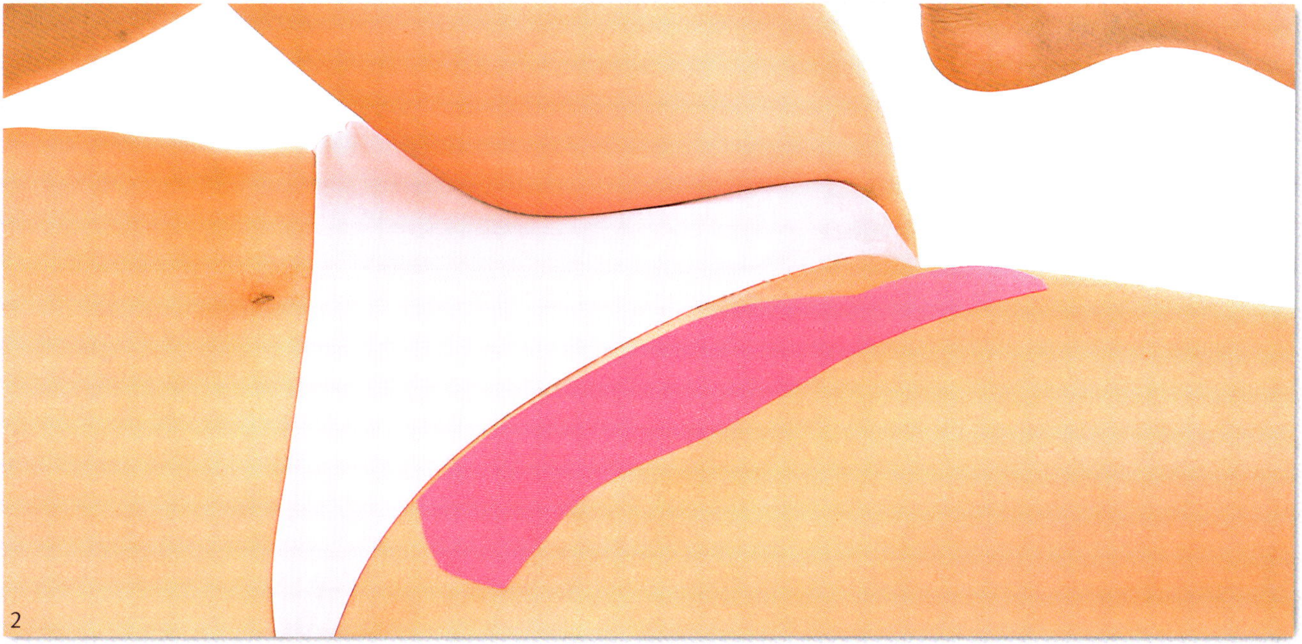

2

21 Hüft- und Lendenbeuger-Tape

INFO

Wann

- Hüftschmerzen im Bereich des vorderen oberen Darmbeinstachels
- Rückenschmerzen mit Ausstrahlung zur Hüftaußenseite

Wie viel

- Anzahl der Tape-Streifen: 1

Wo

- Das Tape wird etwa auf halber Höhe zwischen Bauchnabel und Rippen-Brustbein-Winkel angesetzt; der Rippen-Brustbein-Winkel ist unterhalb der Brust in der Körpermitte gut zu tasten. Von genanntem Punkt verläuft das Tape schräg hinunter zur Leiste (2).

Vordehnung und Anlegen des Tapes

Vordehnung

Legen Sie sich so auf einen Tisch, dass das Bein der Seite, die getapet wird, vom Knie abwärts neben dem Tisch herabhängt. Ziehen Sie nun mit beiden Händen das angewinkelte Bein der anderen Seite zu sich hin (1).

Anlegen des Tapes

Das vorgestretchte Tape wird etwa auf halber Höhe zwischen Bauchnabel und Rippen-Brustbein-Winkel angesetzt; der Rippen-Brustbein-Winkel ist unterhalb der Brust in der Körpermitte gut zu tasten. Von genanntem Punkt wird das Tape schräg nach unten über die Leiste bis in die Innenseite des Oberschenkels geklebt (2).

Bitte beachten

Das Tape wird in der Fachsprache auch Psoas-Tape genannt.

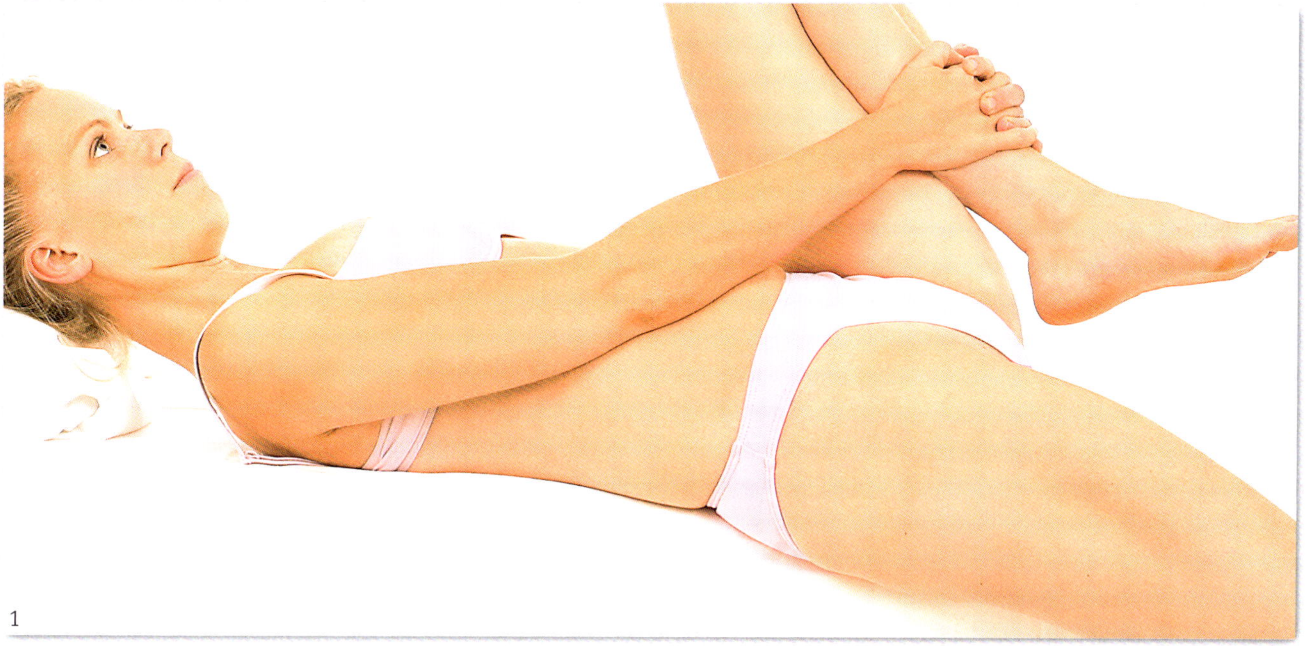

1

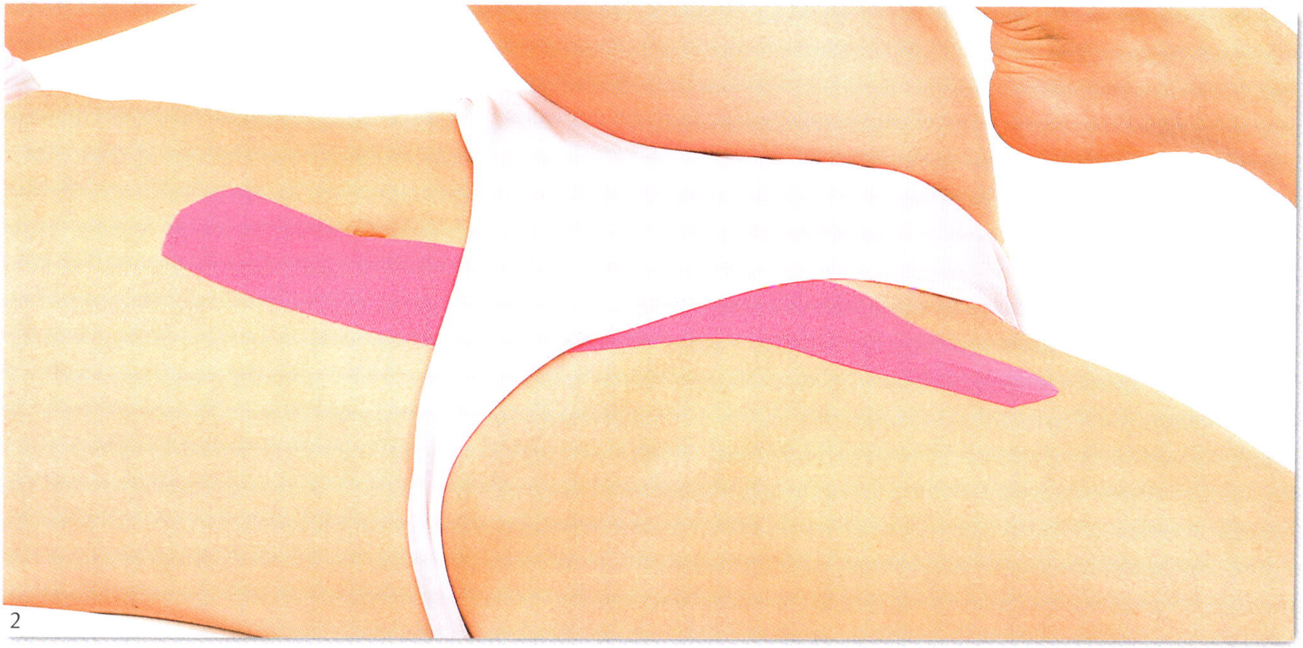

2

22 Knie-Tape

INFO

Wann

- Schmerzen im Bereich des Kniegelenks
- Kniegelenkerguss
- Schleimbeutelentzündung im Knie
- Schmerzen im Bereich des Unterschenkels
- Nervenstörung im Bereich des Beins

Wie viel

- Anzahl der Tape-Streifen: 2

Wo

- **Erster Tape-Streifen:** Von der Leiste bis etwas unterhalb der Kniescheibe (2).
- **Zweiter Tape-Streifen:** Von etwas oberhalb der Kniescheibe bis knapp unter die Kniescheibe (5).

Vordehnung und Anlegen des Tapes

Vordehnung

Legen Sie sich so auf einen Tisch, dass das Bein der Seite, die getapet wird, vom Knie abwärts neben dem Tisch herabhängt. Beugen Sie dieses Knie zusätzlich ein wenig. Stellen Sie nun das andere Bein angewinkelt auf den Tisch (1).

Anlegen des Tapes

Schneiden Sie beide Tape-Streifen jeweils an dem Ende, das um die Kniescheibe herum geklebt wird, in entsprechender Länge ein.

Den ersten Tape-Streifen zunächst so auf den Oberschenkel legen, dass das geteilte Ende von oberhalb der Kniescheibe über das Knie hängt (2). Der Tape-Streifen wird dann von hier bis hinauf in die Leiste geklebt (3). Die beiden Tape-Streifen des geteilten Tape-Endes werden leicht gestretcht und rechts und links um die Kniescheibe herum geklebt (4).

Der zweite Tape-Streifen wird so unterhalb der Kniescheibe angesetzt, dass sein geteiltes Ende von hier aus nach oben verläuft (5). Das nicht geteilte Ende wird dann entlang der Schienbeinkante geklebt. Die geteilten Enden werden dann wieder leicht gestretcht und rechts und links um die Kniescheibe herum geklebt (5).

Bitte beachten

Statt sich wie unter „Vordehnung“ beschrieben hinzulegen, können Sie sich auch mit einer Knierolle behelfen. Legen Sie diese unter die Kniekehle, auch hierdurch erreichen Sie eine gewisse Vordehnung. Das Knie-Tape kann auch durch zwei weitere Tape-Streifen ergänzt werden. Sie werden rechts und links des Kniegelenks geklebt (6).

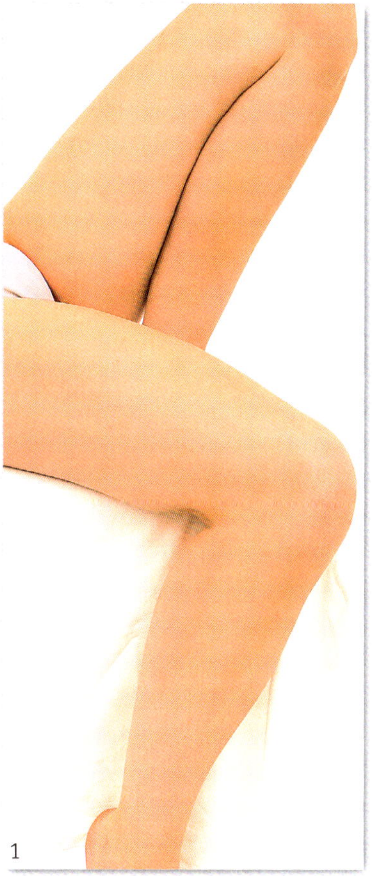
1

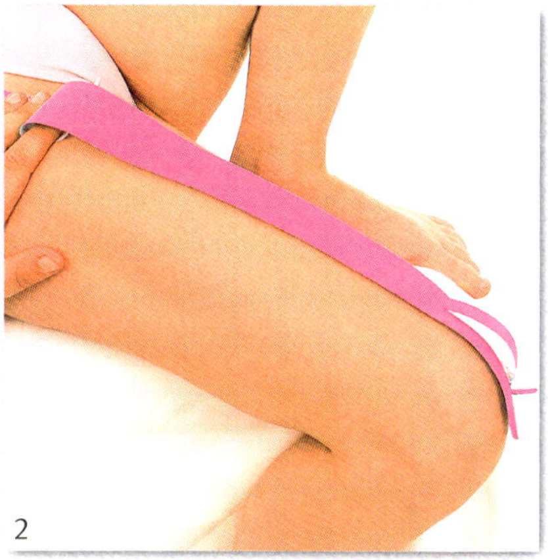
2

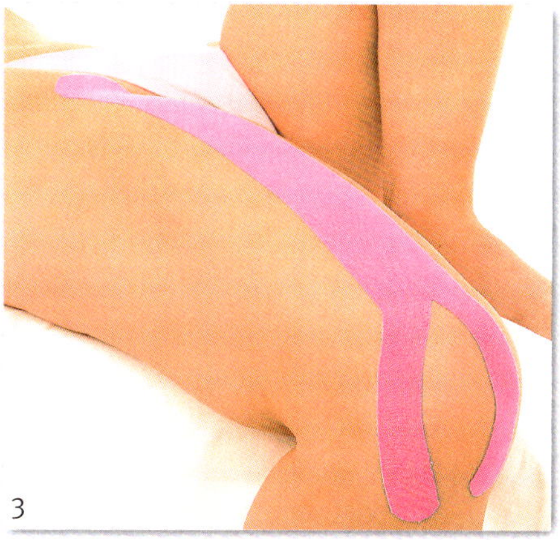
3

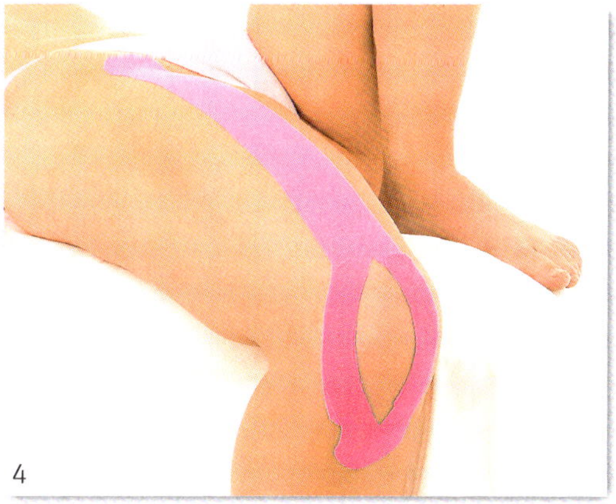
4

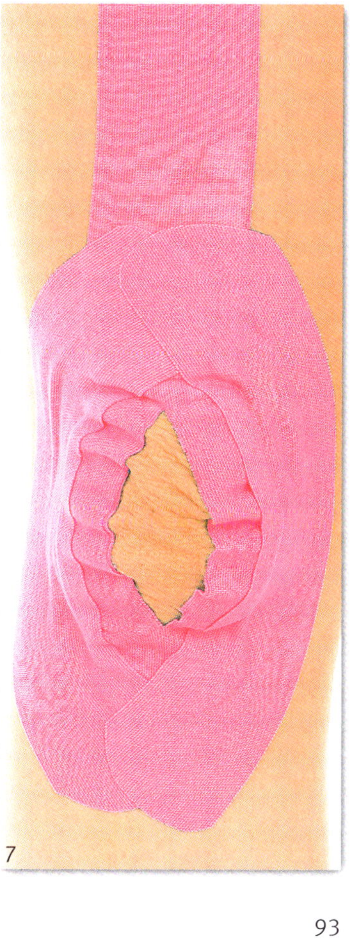
7

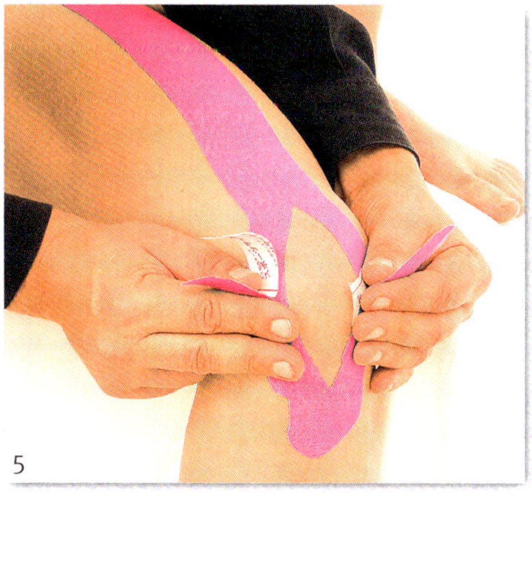
5

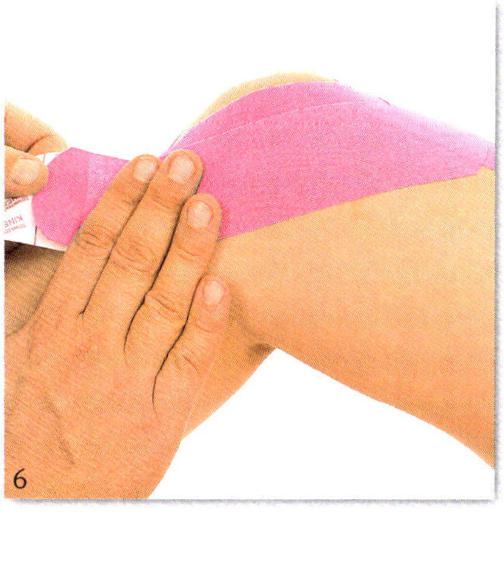
6

23 Kombinations-Tape (Pes anserinus-Tape)

für Schneidermuskel, Hüftgelenkanspreizer und innenseitigen Teil des Kniegelenkbeugers: Pes anserinus-Tape

INFO

Wann

- Knieschmerzen
- Hüftschmerzen
- Schmerzen im Bereich des Oberschenkels

Wie viel

- Anzahl der Tape-Streifen: 3

Wo

- **Erster Tape-Streifen:** Von der zum Körper hinweisenden Seite des Kniegelenks bis über den gut tastbaren Beckenkammvorsprung, umgangssprachlich auch „Hüftknochen" genannt (1).
- **Zweiter Tape-Streifen:** Von der zum Körper hinweisenden Seite des Kniegelenks bis hinauf zur Leiste (2).
- **Dritter Tapestreifen:** Von der zum Körper hinweisenden Seite des Kniegelenks über die Innenseite des Oberschenkels bis in die Gesäßfalte (4).

Vordehnung und Anlegen des Tapes

Erster Tape-Streifen

Vordehnung: Legen Sie sich auf den Rücken, grätschen Sie die Beine leicht und strecken Sie das Bein, das getapet wird, möglichst weit von sich weg (1).

Anlegen des Tape-Streifens: Der erste Tape-Streifen wird von der zum Körper hinweisenden Seite des Kniegelenks bis über den vorderen oberen Darmbeinstachel („Hüftknochen") geklebt (1).

Zweiter Tape-Streifen

Vordehnung: Drehen Sie das Bein nun aus der Hüfte heraus etwas nach außen.

Anlegen des Tape-Streifens: Kleben Sie den Tape-Streifen von der zum Körper hinweisenden Seite des Kniegelenks bis hinauf zur Leiste (2).

Dritter Tape-Streifen

Vordehnung: Ziehen Sie nun das gestreckte Bein mit den Händen zum Körper hin (3).

Anlegen des Tape-Streifens: Kleben Sie den Tape-Streifen von der zum Körper hinweisenden Seite des Kniegelenks bis hinauf zum Sitzbein (4). Das Sitzbein ist am Übergang vom Oberschenkel zum Gesäß hinten, in der Mitte der Gesäßfalte, deutlich zu tasten.

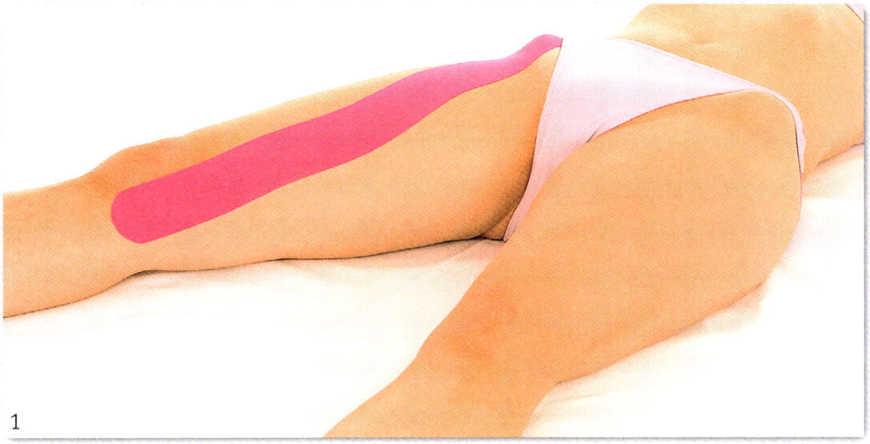

1

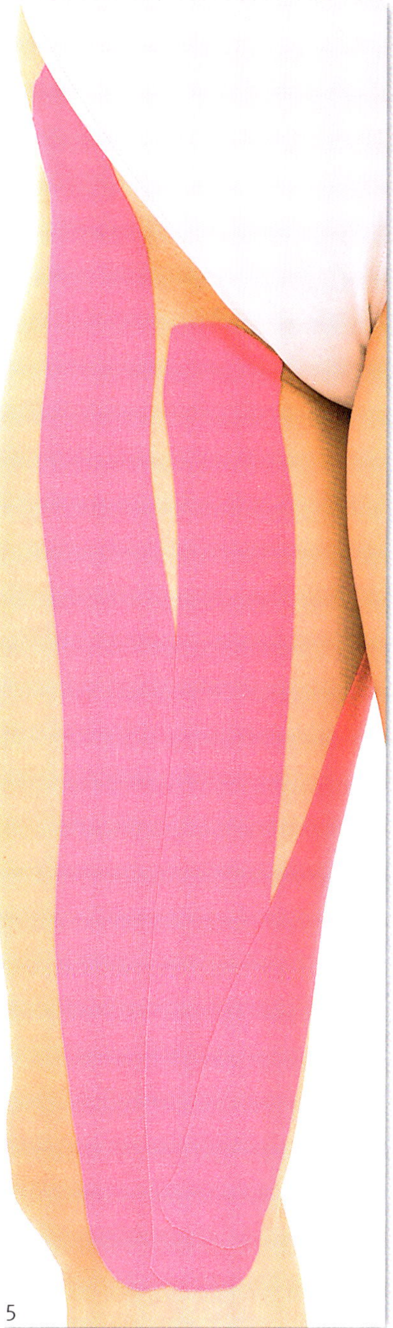

5

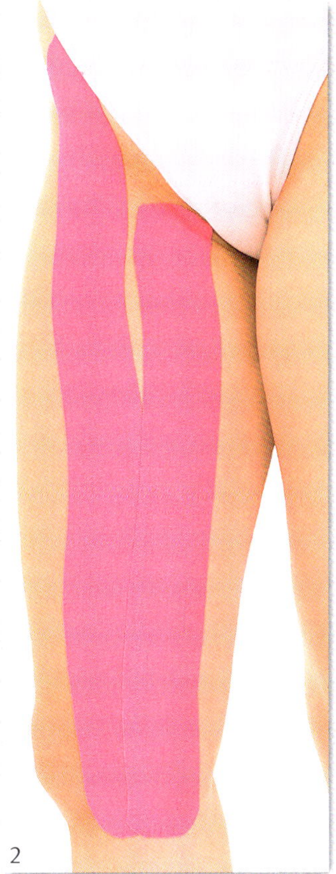

2

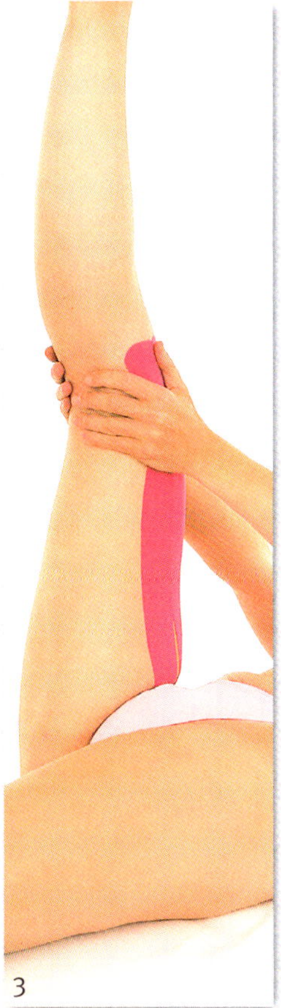

3

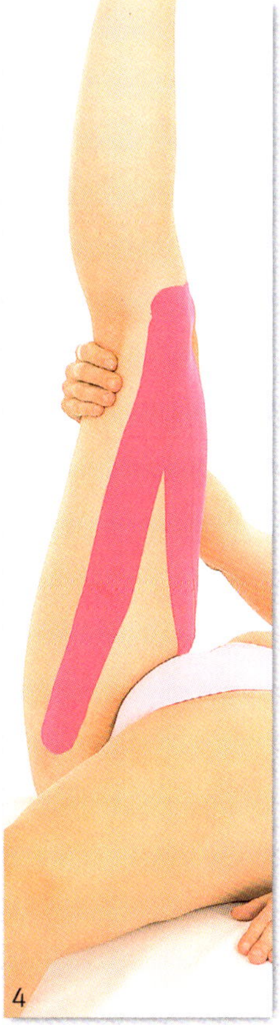

4

24 Kniebeuger-Tape

INFO

Wann

- Schmerzen in der Hüfte
- Schmerzen im Bereich des Oberschenkels

Wie viel

- Anzahl der Tape-Streifen: 2

Wo

- Beide Tape-Streifen verlaufen von der Mitte der Gesäßfalte jeweils etwas schräg zur Seite hin bis unterhalb des Kniegelenks (2).

Vordehnung und Anlegen des Tapes

Vordehnung

Stellen Sie sich aufrecht hin, kreuzen Sie Ihre Beine und beugen Sie dann Ihren Oberkörper nach vorne (1) bzw. unten (2).

Anlegen des Tapes

Der erste Tape-Streifen wird von der Mitte der Gesäßfalte schräg nach links über den Oberschenkel geklebt und weiter über die linke Seite des Kniegelenks (2).

Der zweite Tape-Streifen wird ebenfalls von der Mitte der Gesäßfalte geklebt, jetzt jedoch schräg nach rechts über den Oberschenkel und weiter über die rechte Seite des Kniegelenks (2).

Bitte beachten

Bei der Vordehnung ist es nicht unbedingt erforderlich, dass Sie die Beine kreuzen. Sie können Sie auch nebeneinanderstellen und den Oberkörper lediglich so weit es geht nach vorne beugen. Denn: Die Vordehnung ist immer nach individueller „Verträglichkeit" vorzunehmen! Das Tape wird in der Fachsprache aus Ischiocrural-Tape genannt.

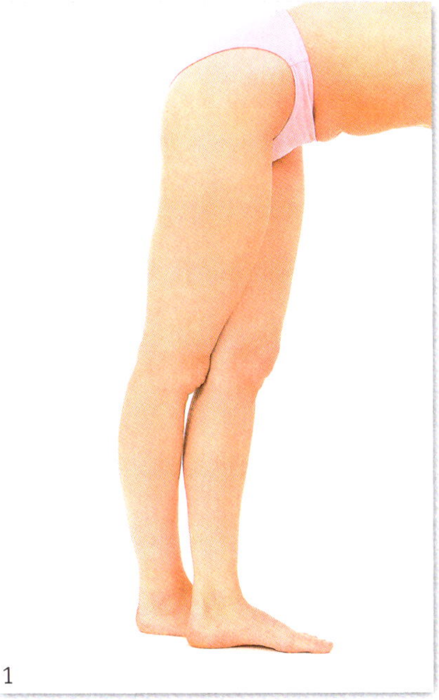

1

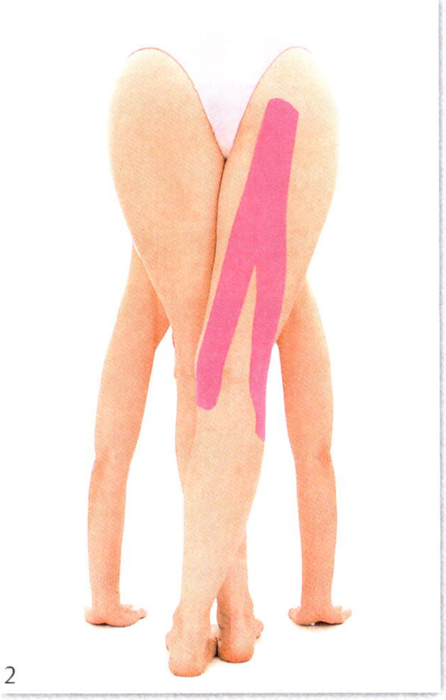

2

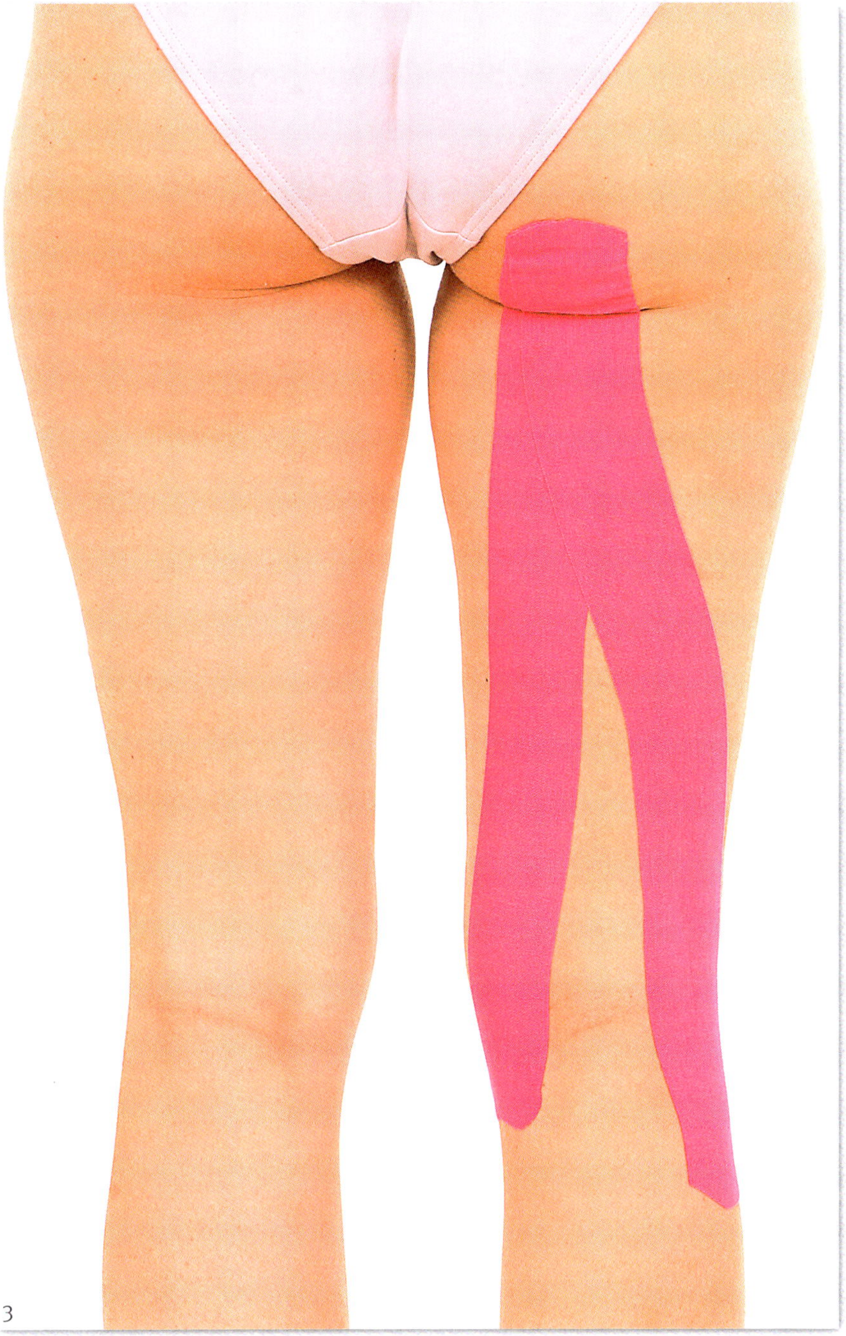

3

25 Achillessehnen- und Sprunggelenk-Tape

INFO

Wann

- Schmerzen im Bereich des Unterschenkels
- Schmerzen der Achillessehne
- Schmerzen im Sprunggelenk
- Schmerzen im Fußbereich
- Fersensporn
- Wadenkrämpfe
- Nervenstörungen im Bein

Wie viel

- Anzahl der Tape-Streifen: 3

Wo

- **Erster Tape-Streifen:** Von der Mitte der Fußsohle über die Ferse bis hinauf zur Kniekehle (2).
- **Zweiter Tape-Streifen:** Von der Ferse aus rechts und links vom Fuß hinauf bis über den inneren und äußeren Fußknöchel (3).
- **Dritter Tape-Streifen:** Von der Achillessehne aus rechts und links über den inneren und äußeren Fußknöchel (4).

Vordehnung und Anlegen des Tapes

Vordehnung

Legen Sie sich auf den Bauch, und zwar so, dass der Fuß, der getapet wird, ab etwa dem unteren Drittel des Unterschenkels über die Liege oder das Bett hinausragt. Strecken Sie nun das Bein und ziehen Sie die Fußspitze zum Körper hin an (1).

Anlegen des Tapes

Schneiden Sie den ersten Tape-Streifen so weit ein, dass das Tape in zwei Streifen rechts und links entlang des Wadenmuskels geklebt werden kann (2). Der Tape-Streifen wird, beginnend mit dem nicht geteilten Ende, von der Mitte der Fußsohle bis zum Wadenansatz aufgetragen. Beide Streifen werden nun bis hinauf in die Kniekehle geklebt (2).

Der zweite Tape-Streifen wird von der Ferse aus rechts und links nach oben über beide Fußknöchel (Innen- und Außenseite) geklebt (3).

Der dritte Tape-Streifen wird von der Achillessehne rechts und links über beide Fußknöchel (Innen- und Außenseite) geklebt (4).

Bitte beachten

Beim Achillessehnen-Sprunggelenk-Tape handelt es sich eigentlich um zwei Tapes. Da es jedoch sinnvoll ist, beide Tapes gleichzeitig anzuwenden, werden sie hier in der kombinierten Form beschrieben.

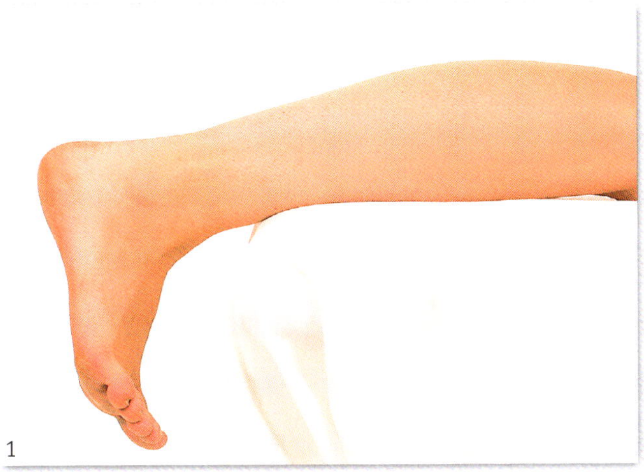
1

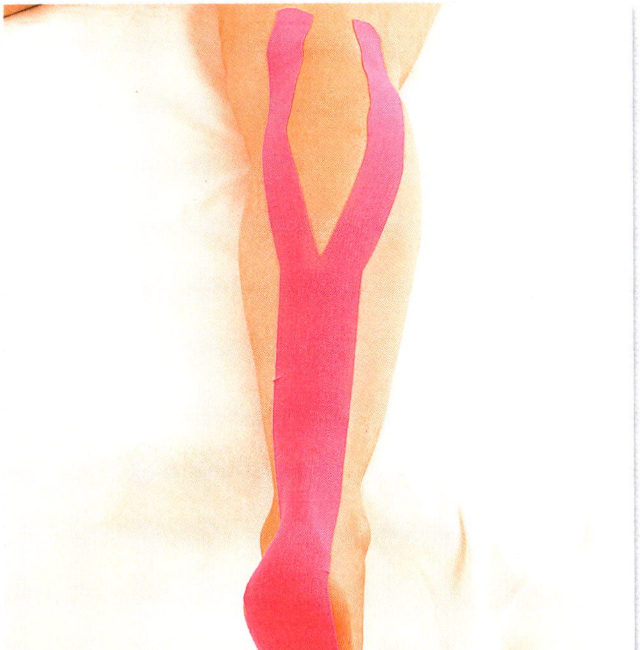
2

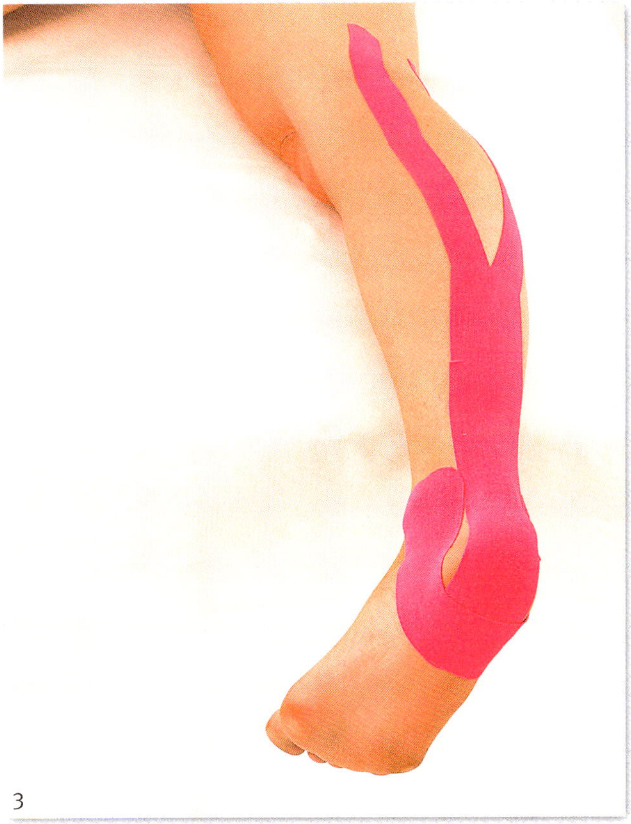
3

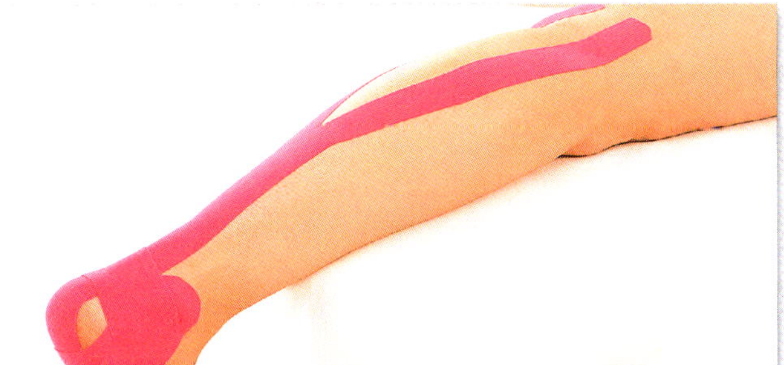
4

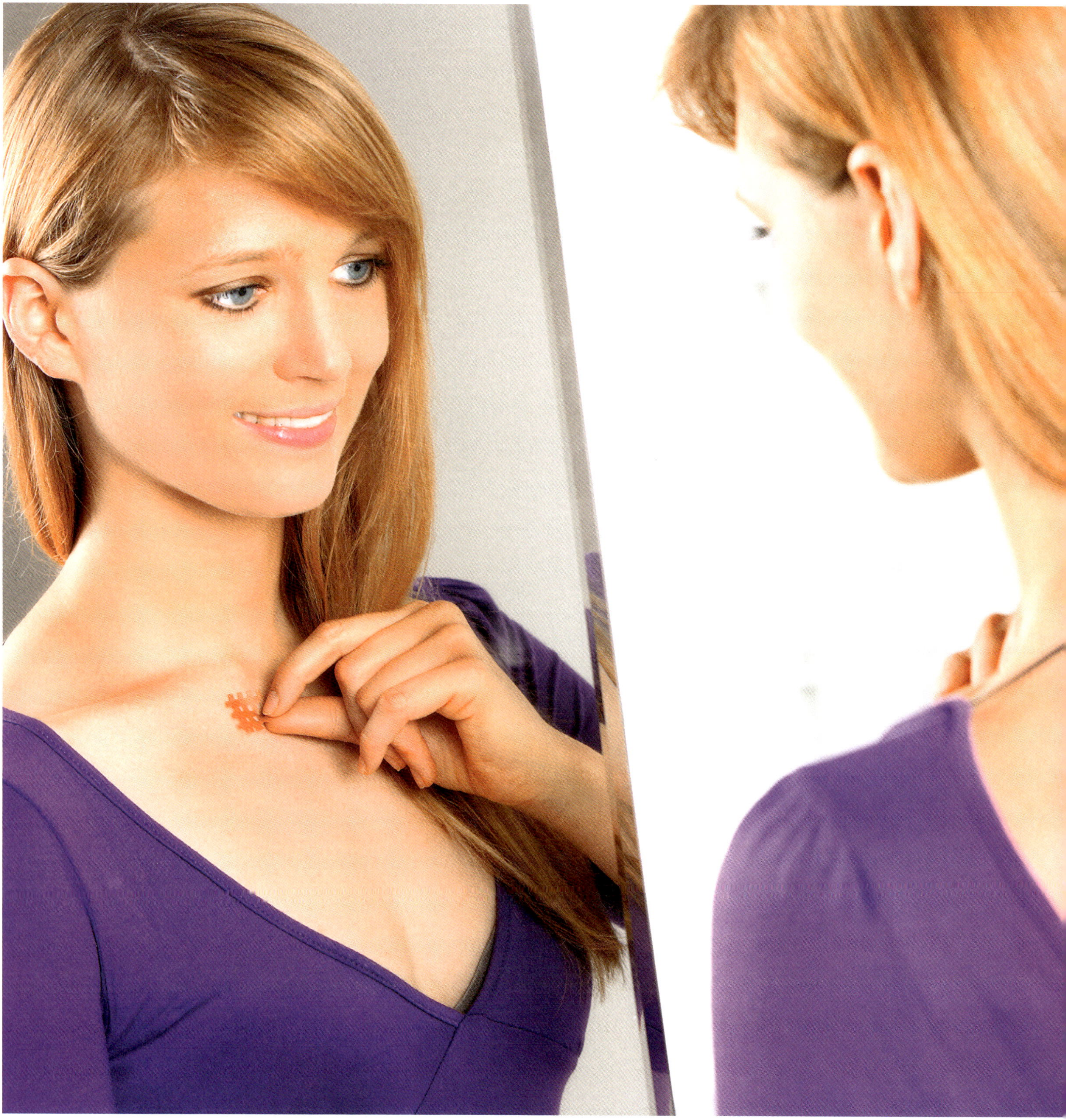

Das perfekte Duo: Aku-Taping plus Cross-Taping

Auf den folgenden Seiten finden Sie die Anleitung für das Cross-Taping, das den Reiz des Aku-Tapings bei vielen Beschwerden ideal verstärkt. Die kleinen, gitterartigen Pflaster sind leicht aufzutragen und auf der Haut kaum zu spüren – können Ihrer Aku-Tape-Behandlung aber ein erstaunliches Plus an Wirkung verleihen.

Kopfschmerzen
(Spannungskopfschmerzen)

Wo?

- rechts und links: Di 4, Gb 14, Ex-KH 5
- Geeignete Aku-Tapes siehe Kapitel „Beschwerden von A–Z“, S. 44

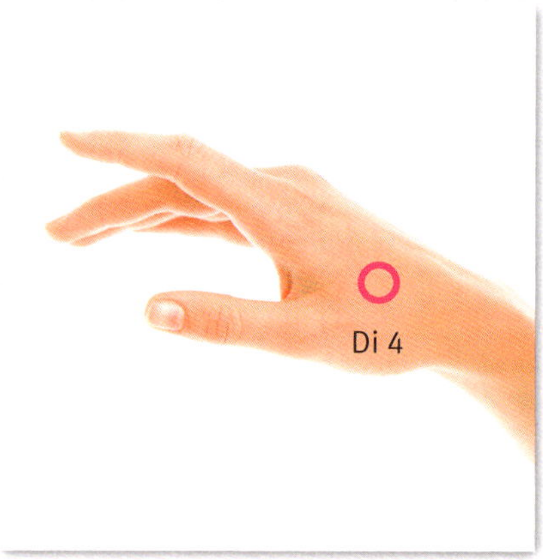

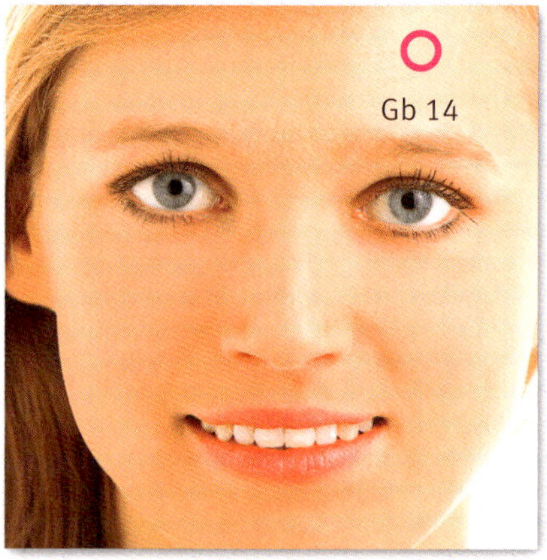

Kiefergelenksbeschwerden

Wo?

- rechts und links: Di 4, Ma 7
- Kombination mit Halswirbelsäulen-Tape (12) und Schulterblattheber-Tape (8)

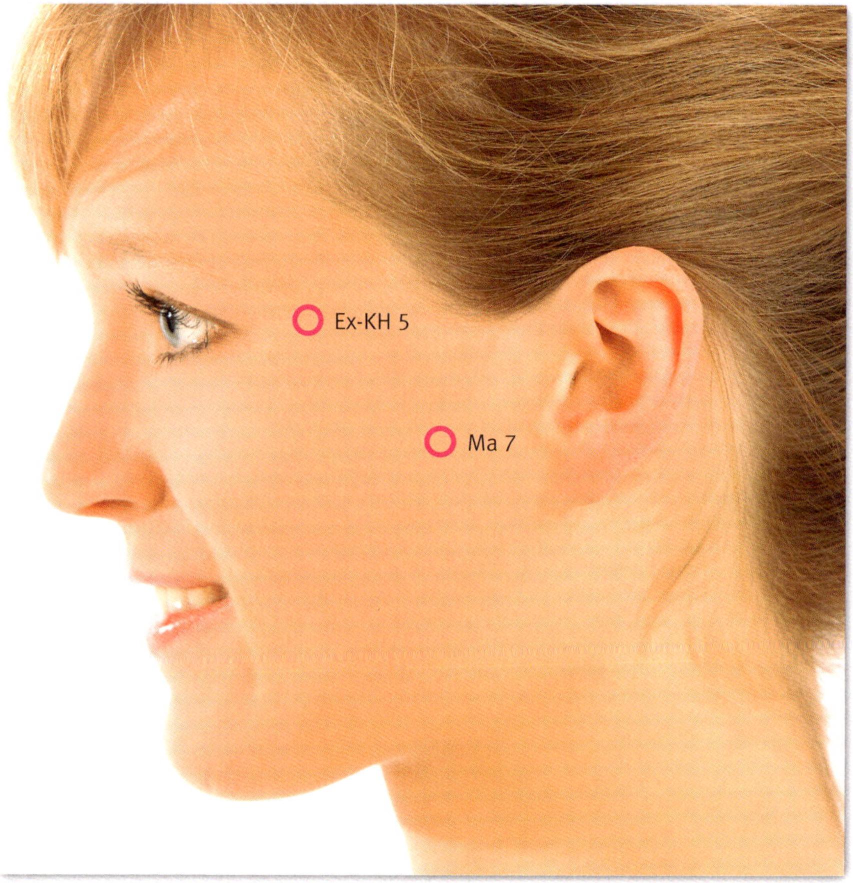

Schmerzen an der Halswirbelsäule

Wo?

- rechts und links: Dü 3, Gb 20, Bl 60, Gb 34
- Kombination mit Halswirbelsäulen-Tape (12) und Schulterblattheber-Tape (8)

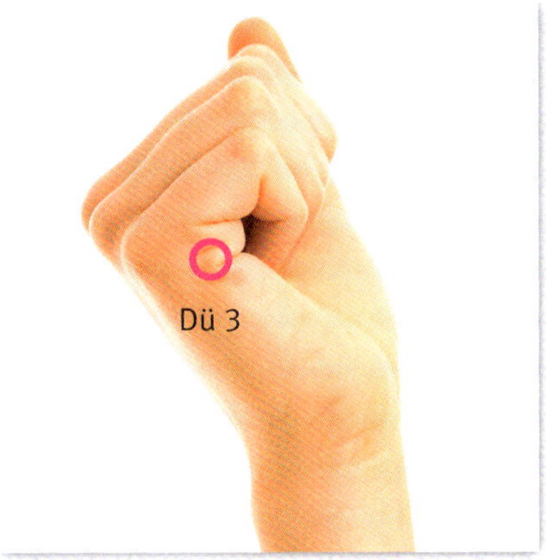

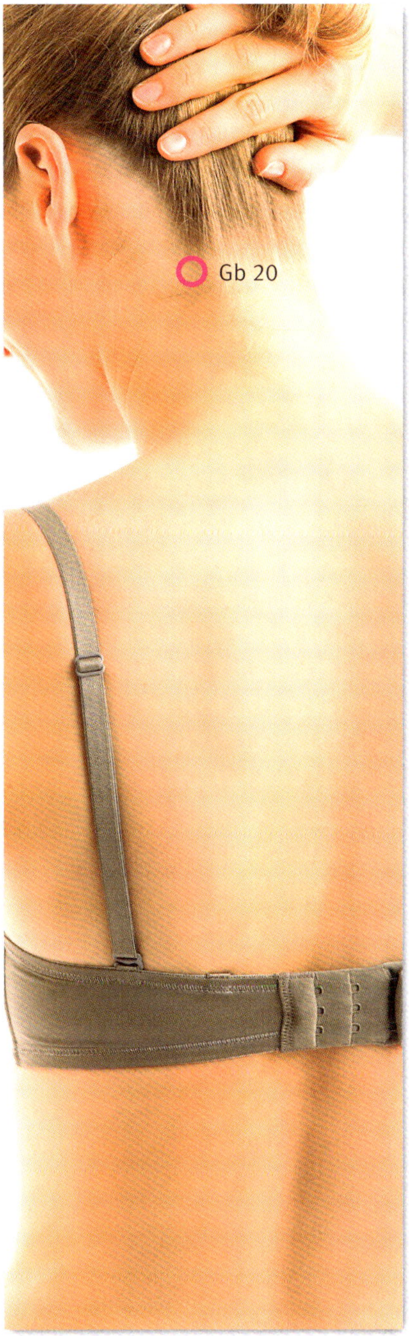

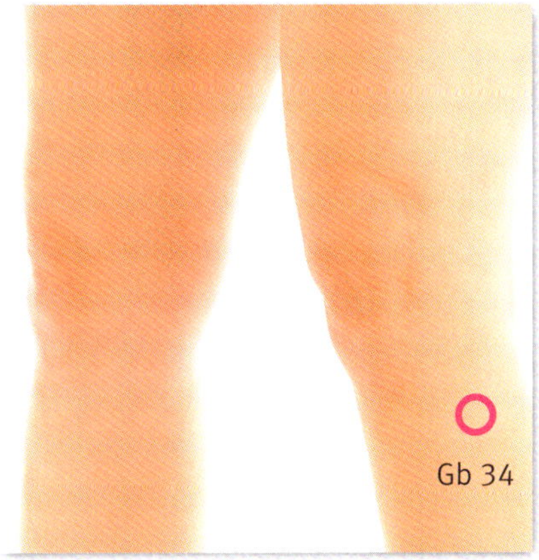

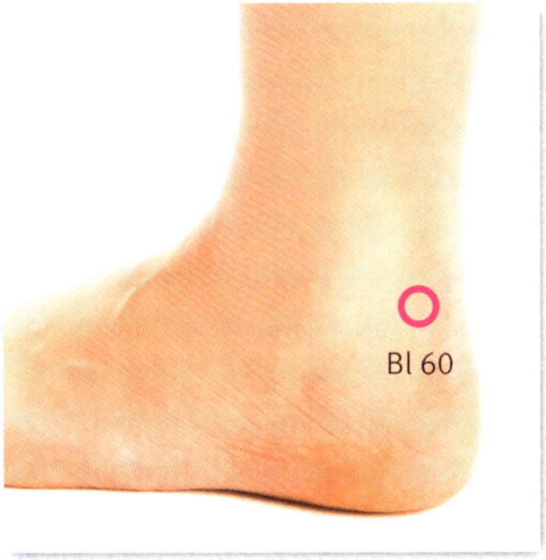

Schmerzen an der Brustwirbelsäule

Wo?

- rechts und links: Dü 3, Gb 34, Bl 60,
- Kombination mit Rautenmuskel-Tape (11) und Brustwirbelsäulen-Tape (14)

Handgelenksschmerzen

Wo?

- rechts und links: Di 4, Dü 3, Gb 34
- Geeignete Aku-Tapes siehe Kapitel „Beschwerden von A – Z“, S. 44

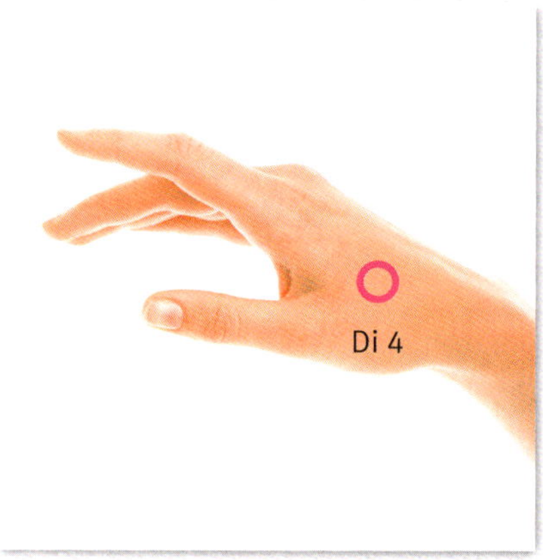

Schulterschmerzen

Wo?

- rechts und links: Di 14, Di 15, 3E 14, Di 4, Dü 3
- Geeignete Aku-Tapes siehe Kapitel „Beschwerden von A – Z“, S. 44

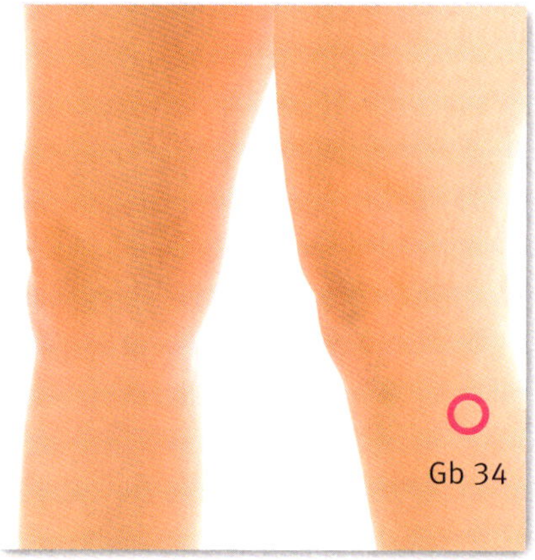

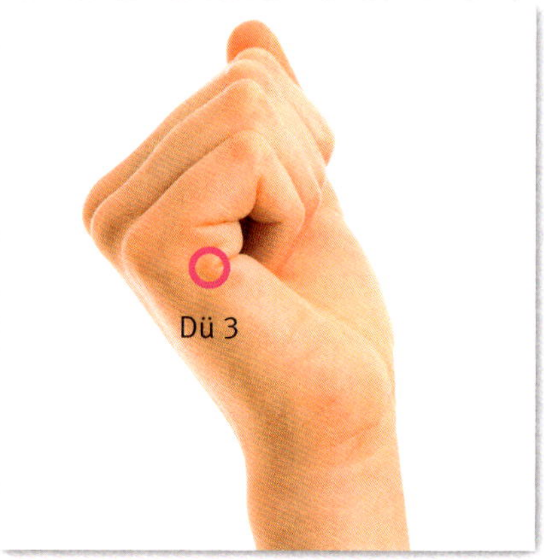

Ellenbogenschmerzen

Wo?

- rechts und links: Di 4, Gb 34
- Geeignete Aku-Tapes siehe Kapitel „Beschwerden von A – Z“, S. 44

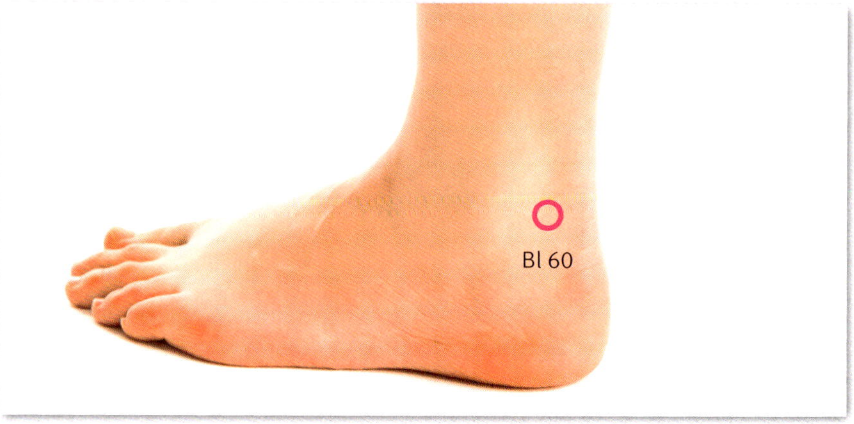

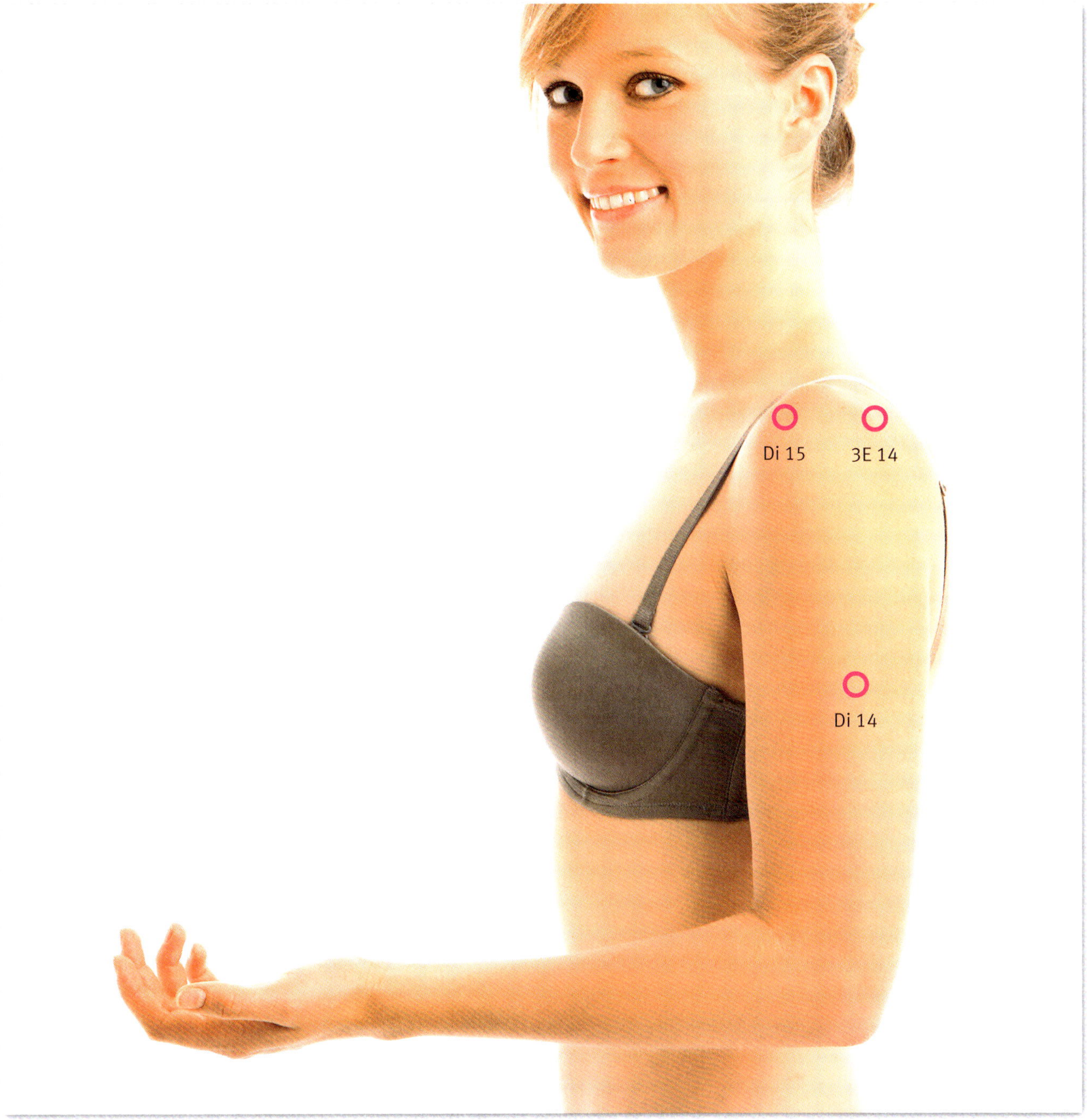
Di 15
3E 14
Di 14

Rückenschmerzen
(unterer Rücken)

Wo?

- rechts und links: Di 4, Dü 3, Bl 60, Gb 34
- Geeignete Aku-Tapes siehe Kapitel „Beschwerden von A–Z“, S. 44

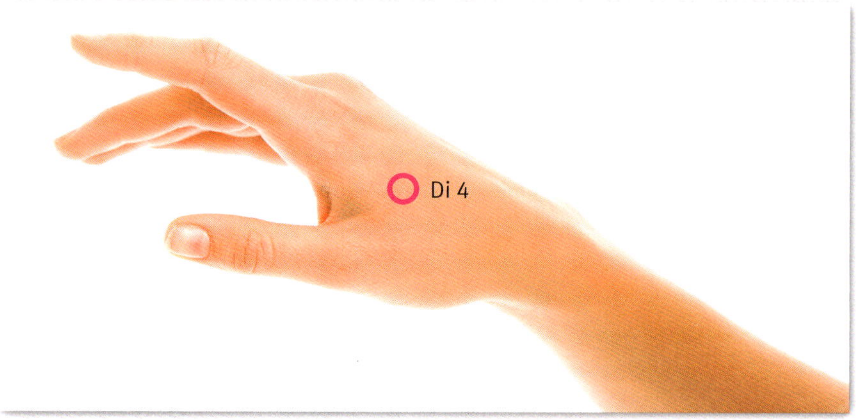

Hüftschmerzen

Wo?

- rechts und links: Di 4, Dü 3, Bl 60, Gb 34
- Geeignete Aku-Tapes siehe Kapitel „Beschwerden von A–Z“, S. 44

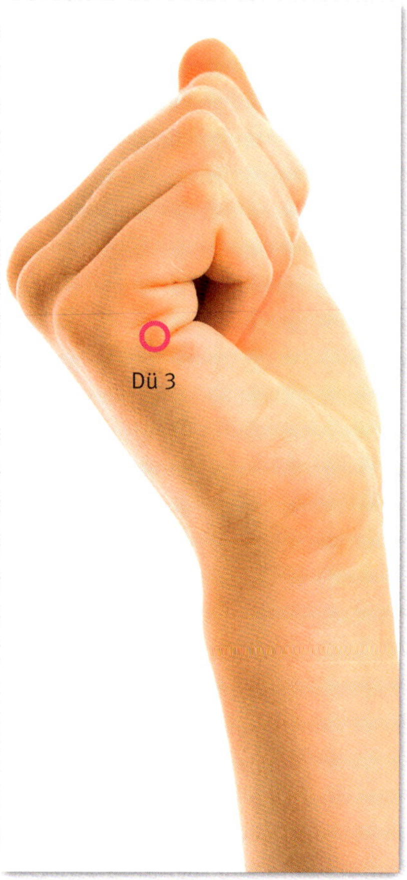

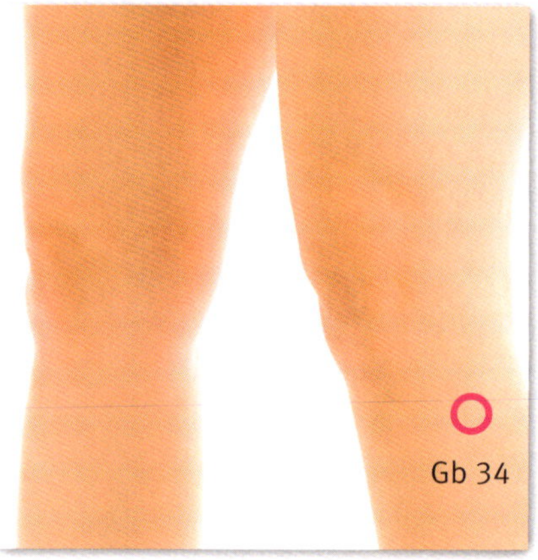

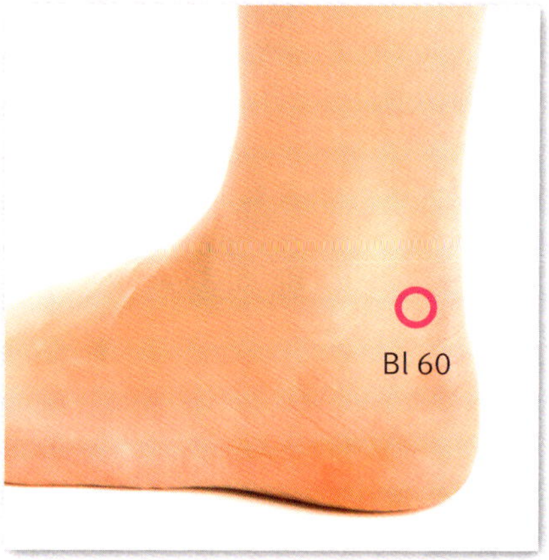

Steißbeinschmerzen

Wo?

- rechts und links: Di 4, Dü 3 (S. 106)
- Kombination mit Lendenwirbelsäulen-Tape (15), Kreuzdarmbeingelenk-Tape (17), Darmbeinmuskel-Tape (20)
- Unterstützend kann ein vorgedehntes Tape über das Steißbein in die Gesäßfalte geklebt werden.

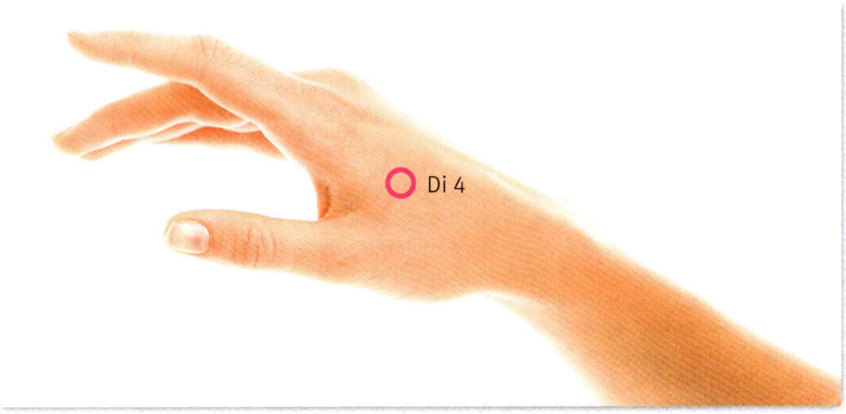

Knieschmerzen

Wo?

- rechts und links: Di 4, Bl 60, Ma 44, Gb 34 (S. 106)
- Geeignete Aku-Tapes siehe Kapitel „Beschwerden von A–Z“, S. 44

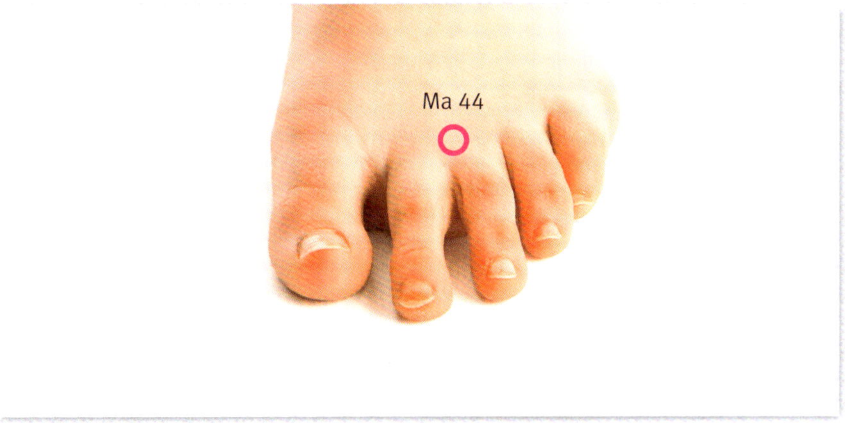

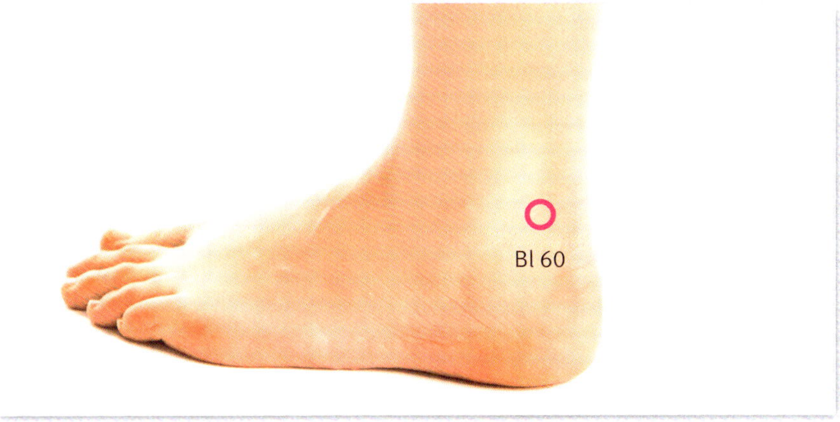

Achillessehnen-schmerzen

Wo?

- rechts und links: Di 4, Gb 34, Dü 3
- Kombination mit Achillessehnen- und Sprunggelenk-Tape (25)

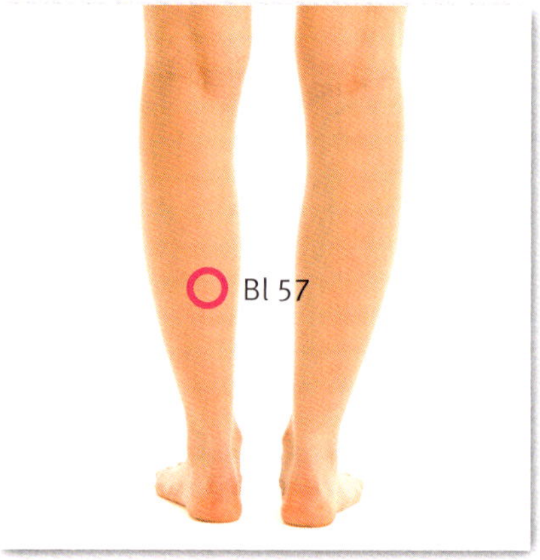

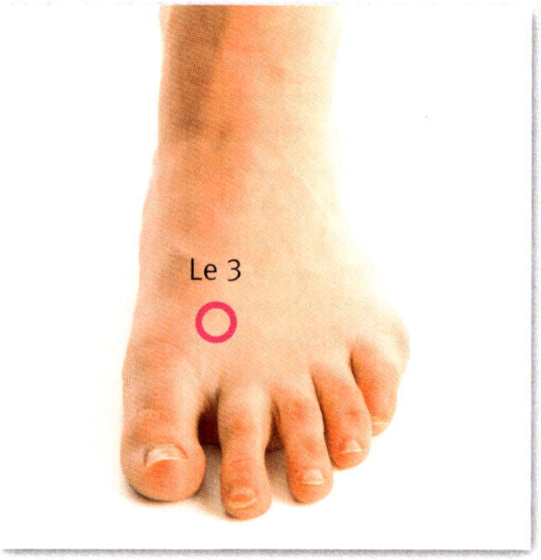

Wadenkrämpfe

Wo?

- rechts und links: Bl 57, Gb 34, Le 3, Ma 36
- Kombination mit Achillessehnen- und Sprunggelenk-Tape (25)

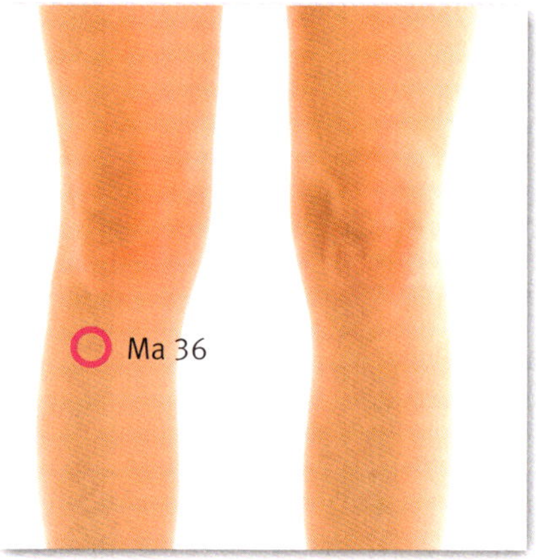

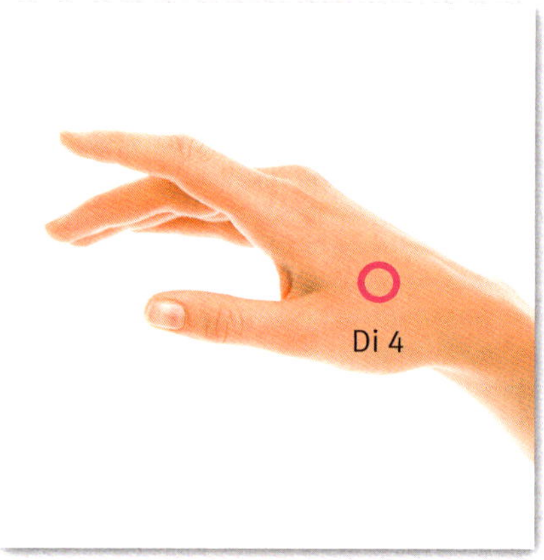

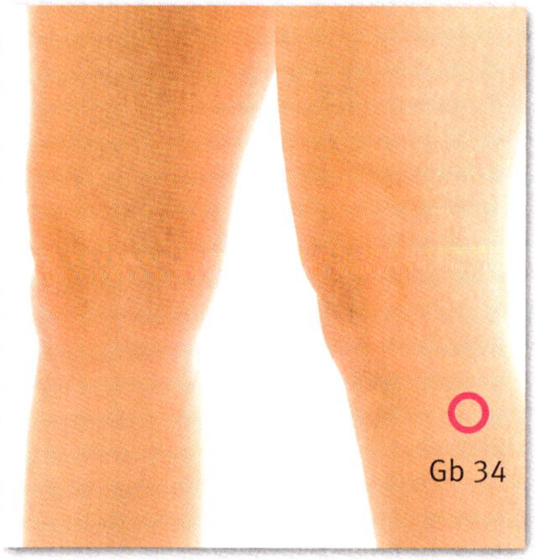

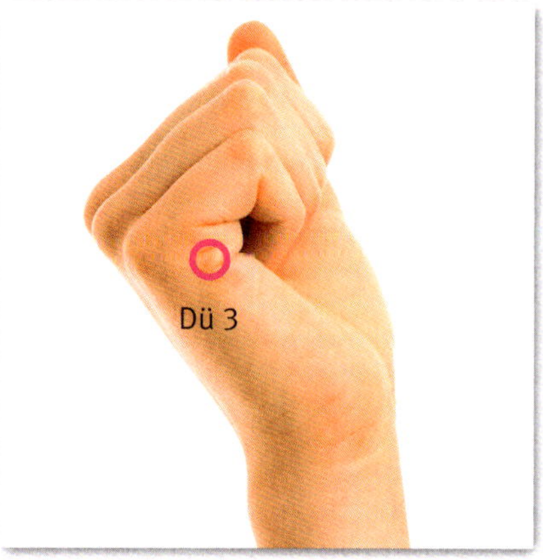

Asthma bronchiale und Bronchitis

Wo?

- rechts und links: KG 17, KG 22, Ni 27, Mi 6, Di 20
- Kombination mit Halswirbelsäulen-Lymph-Tape (13), Brustwirbelsäulen-Tape (14) und Lendenwirbelsäulen-Tape (15)

Nasennebenhöhlenentzündung

Wo?

- rechts und links: Di 20, Gb 14 (auch wirksam, wenn nur nachts aufgetragen)
- Kombination mit Halswirbelsäulen-Lymph-Tape (13)

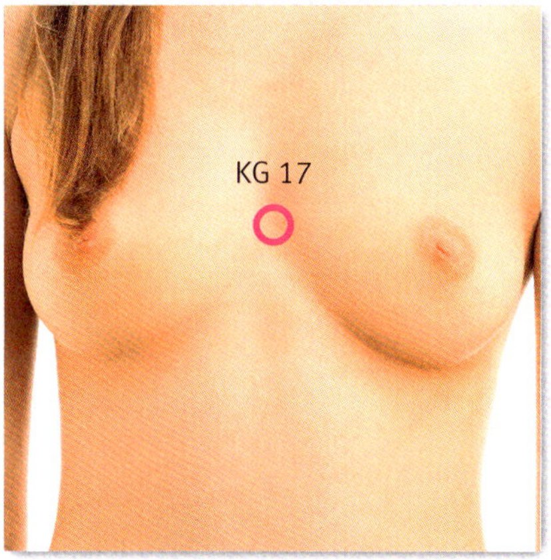

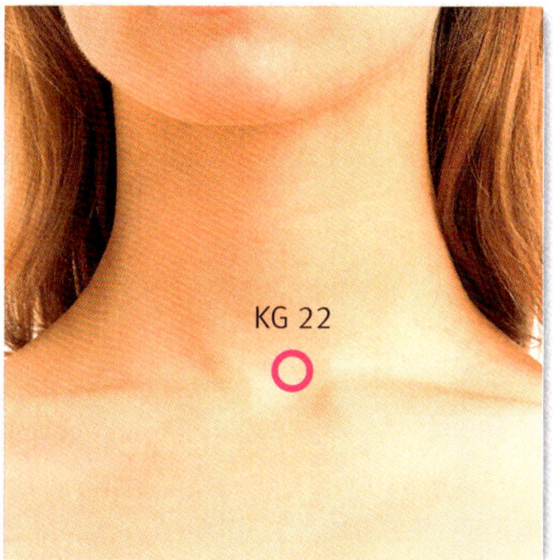

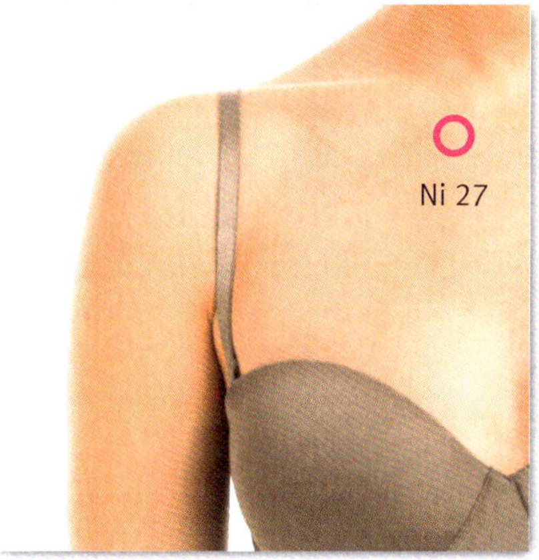

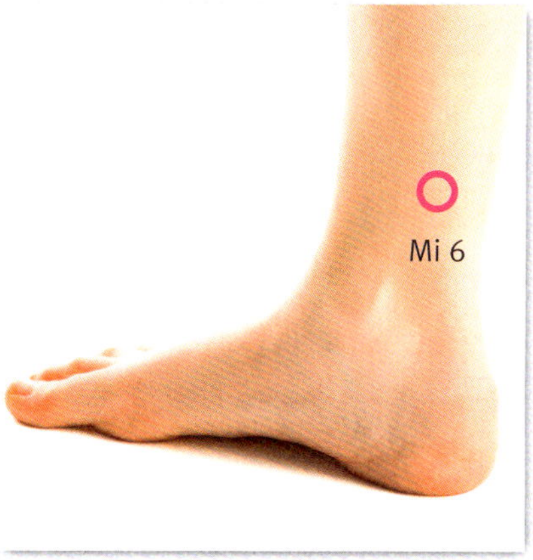

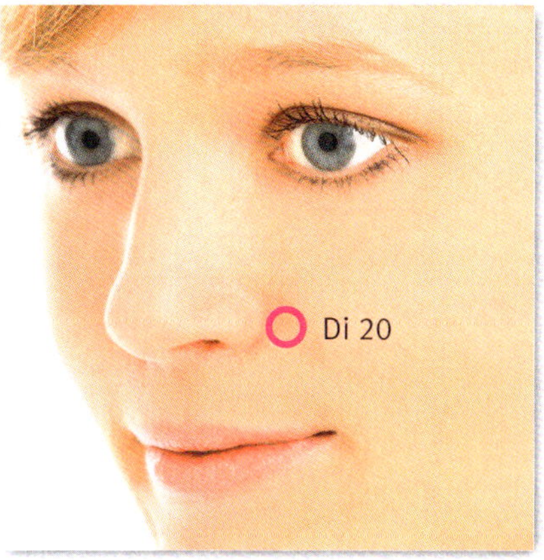

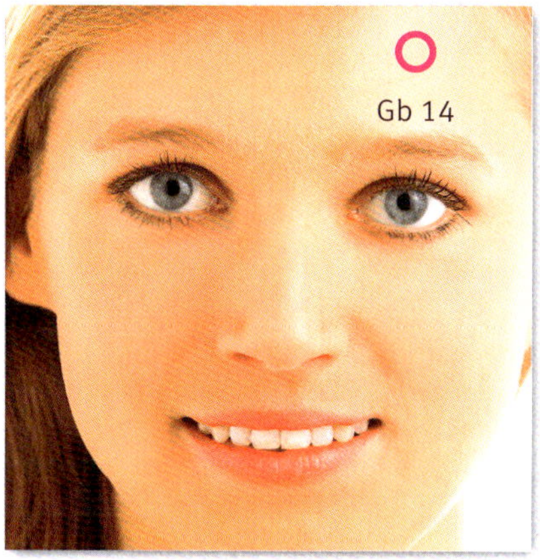

Verdauungsbeschwerden
(Blähungen, Verstopfung, Bauchschmerzen)

Wo?

- rechts und links: Ma 36, Mi 6, Di 4
- Kombination mit Bauchmuskel-Tape, gerader (18) und schräger Anteil (19) und Lendenwirbelsäulen-Tape (15)

Kreislaufbeschwerden
und funktionelle Herzrhythmusstörungen

Wo?

- rechts und links: Ma 36, Gb 20, Le 3
- Kombination mit Finger- und Handbeuger-Tape (2), Brustwirbelsäulen-Tape (14)

Erschöpfungszustand

Wo?

- rechts und links: Mi 6, Ma 36, Ni 3
- Kombination mit Lendenwirbelsäulen-Tape (15), Handbeuger-Tape (2), Brustwirbelsäulen-Tape (14)

Schlafstörungen

Wo?

- rechts und links: Ma 36, Le 3
- Kombination mit Finger- und Handbeuger-Tape (2), Brustwirbelsäulen-Tape (14), Lendenwirbelsäulen-Tape (15)

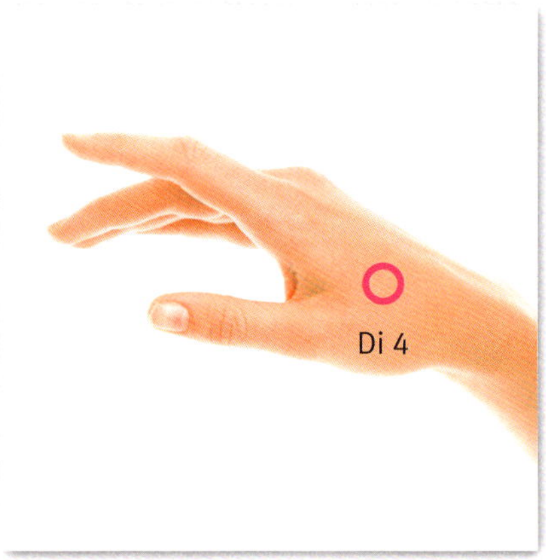

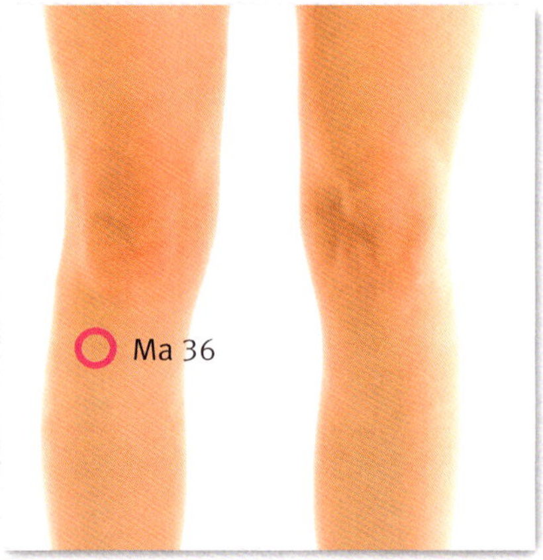

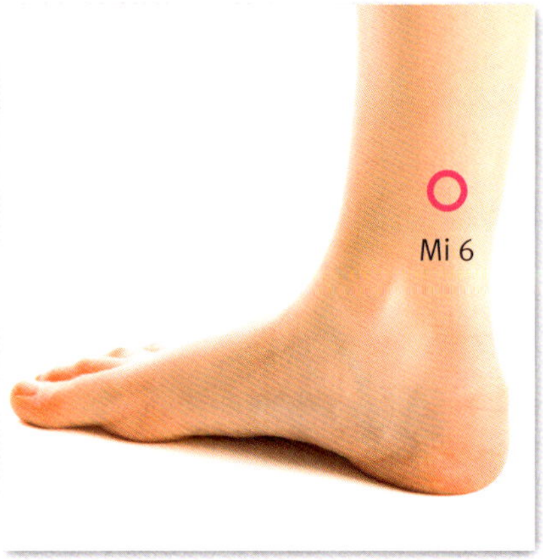

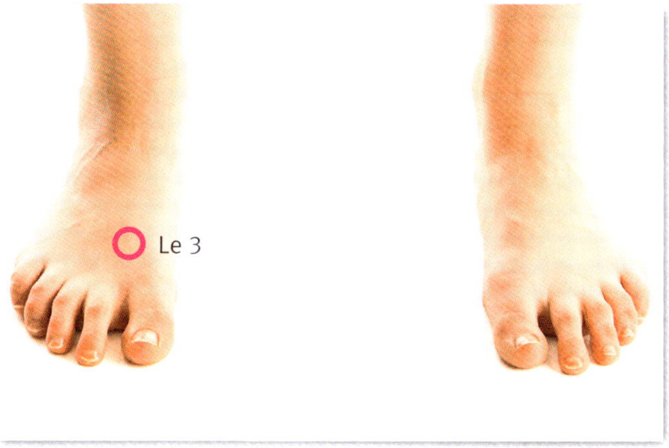
Le 3

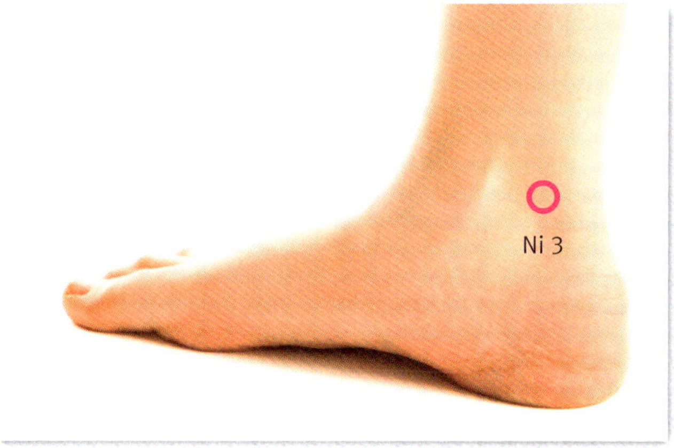
Ni 3

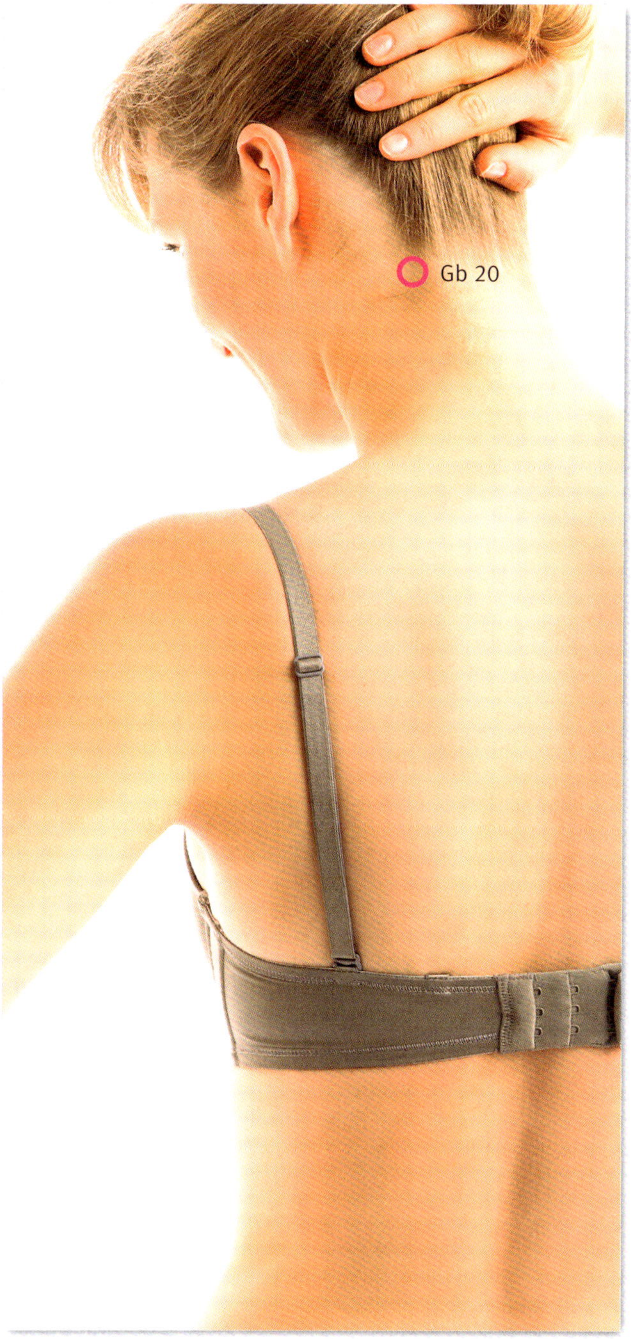
Gb 20

Reizblase und Inkontinenz

Wo?

- rechts und links: Mi 6, Ni 3
- Kombination mit Bauchmuskel-Tape gerader Anteil (18) und schräger Anteil (19) und Lendenwirbelsäulen-Tape (15)

Prämenstruelles Syndrom

Wo?

- rechts und links: Le 3, Ma 36, Mi 6, Gb 34
- Kombination mit Brustwirbelsäulen-Tape (14), Lendenwirbelsäulen-Tape (15)

Beckenendlage

Wo?

- rechts und links: Bl 67
- Kombination mit Lendenwirbelsäulen-Tape (15)

Regelbeschwerden

Wo?

- rechts und links: Le 3, Ma 36, Mi 6
- Kombination mit Kreuzdarmbein-gelenk-Tape (17), Lendenwirbel-säulen-Tape (15)

Wechseljahres-beschwerden

Wo?

- rechts und links: Mi 6, Ni 3, Le 3
- Kombination mit Lendenwirbelsäulen-Tape (15) und Brustwirbelsäulen-Tape (14)

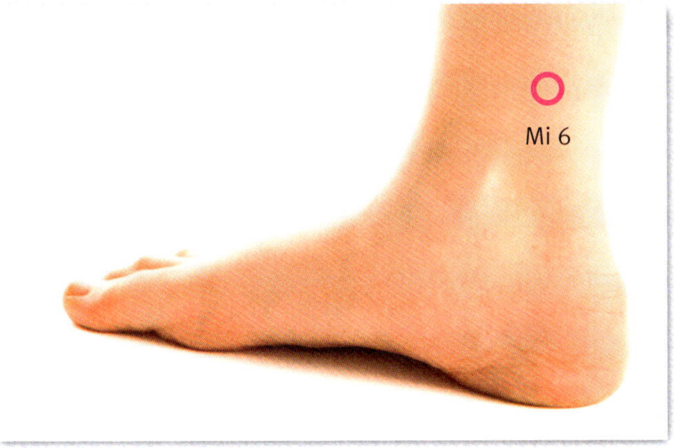
Mi 6

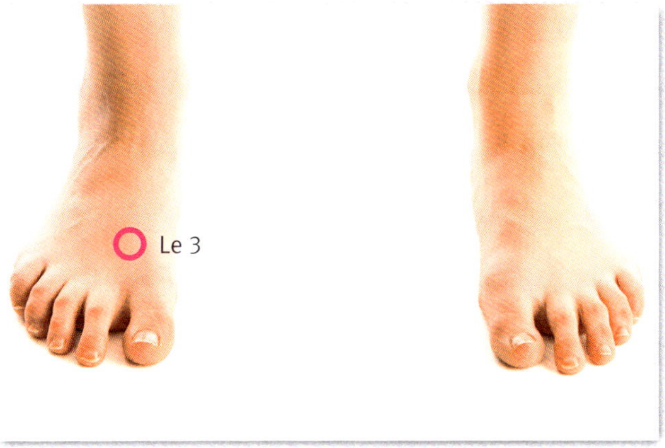
Le 3

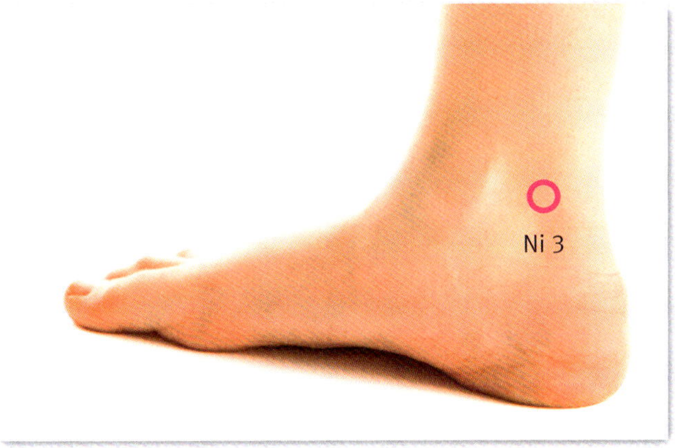
Ni 3

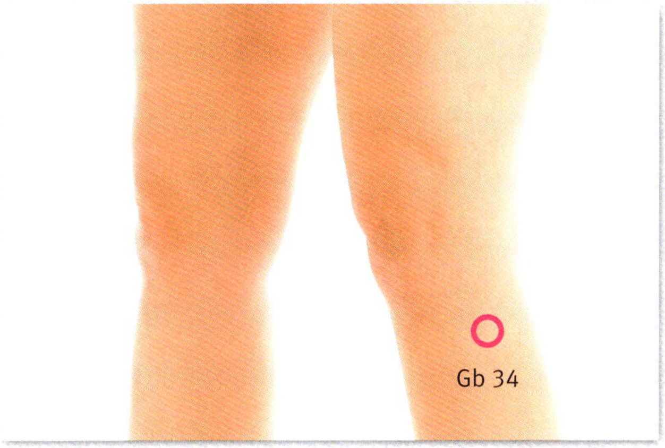
Gb 34

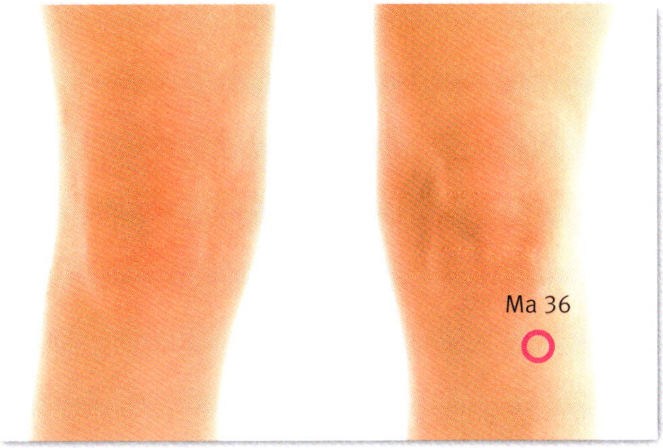
Ma 36

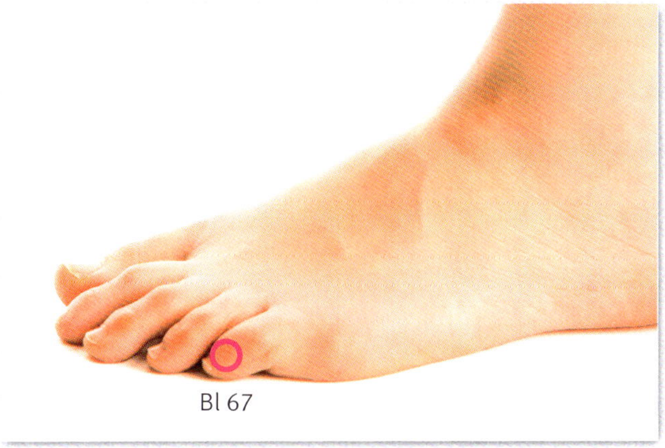
Bl 67

Schwangerschaftserbrechen

Wo?

- rechts und links: Ma 36, KG 12
- Kombination mit Finger- und Handbeuger-Tape (2), Brustwirbelsäulen-Tape (14), Lendenwirbelsäulen-Tape (15)

Schwangerschaftsbeschwerden
im Rückenbereich

Wo?

- rechts und links: Dü 3
- Kombination mit Lendenwirbelsäulen-Tape (15), Kreuzdarmbeingelenk-Tape (17)

Schwangerschaftsbeschwerden
im Bauchraum

Wo?

- rechts und links: Ma 36, Mi 6
- Kombination mit Bauchmuskel-Tape, gerader (18) und schräger Anteil (19), Lendenwirbelsäulen-Tape (15)

Geburtsvorbereitung

Wo?

- rechts und links: Ma 36, Mi 6, H7
- Kombination mit Finger- und Handbeuger-Tape (2)

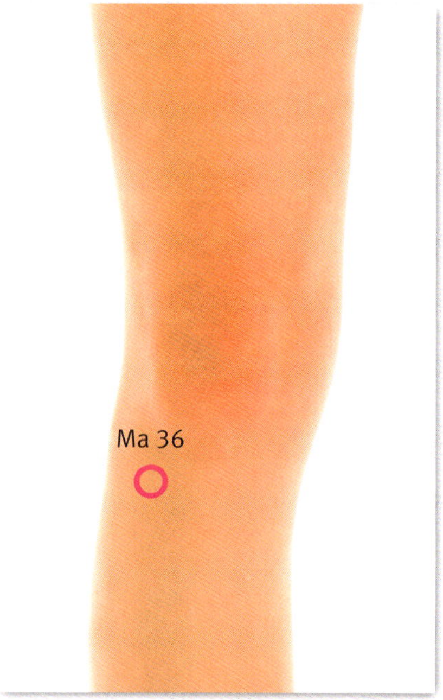

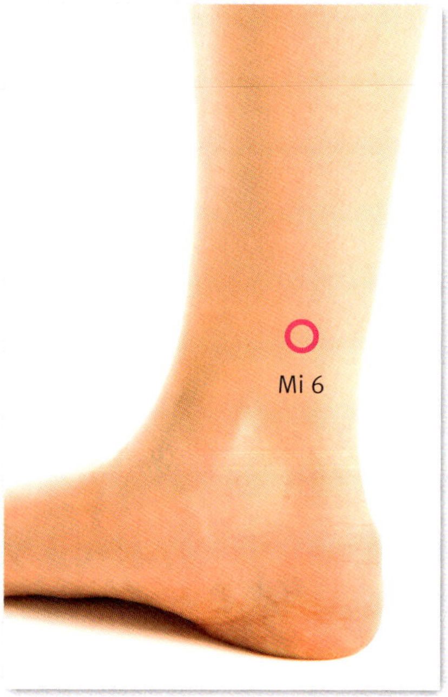

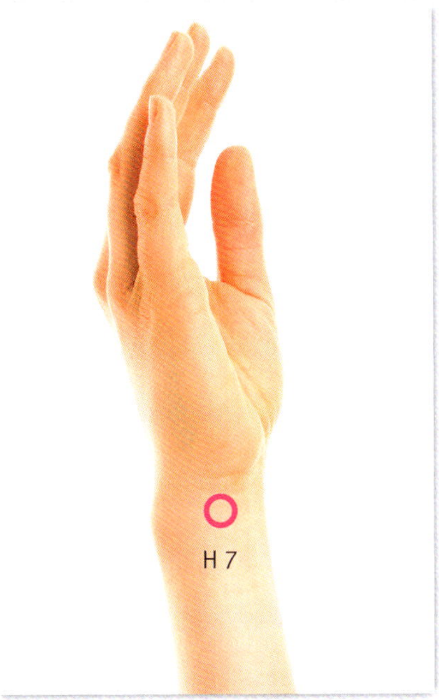
H 7

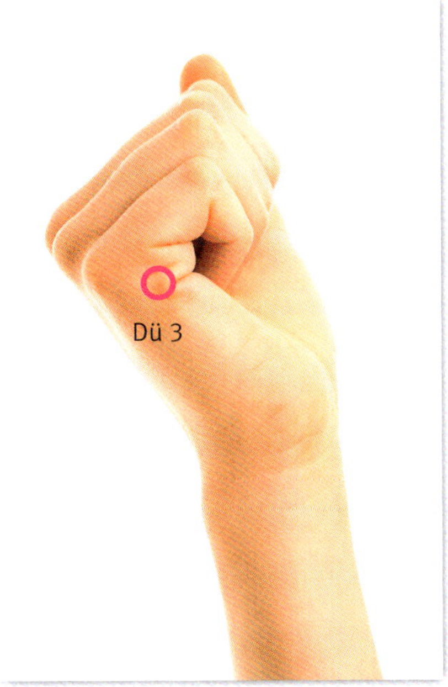
Dü 3

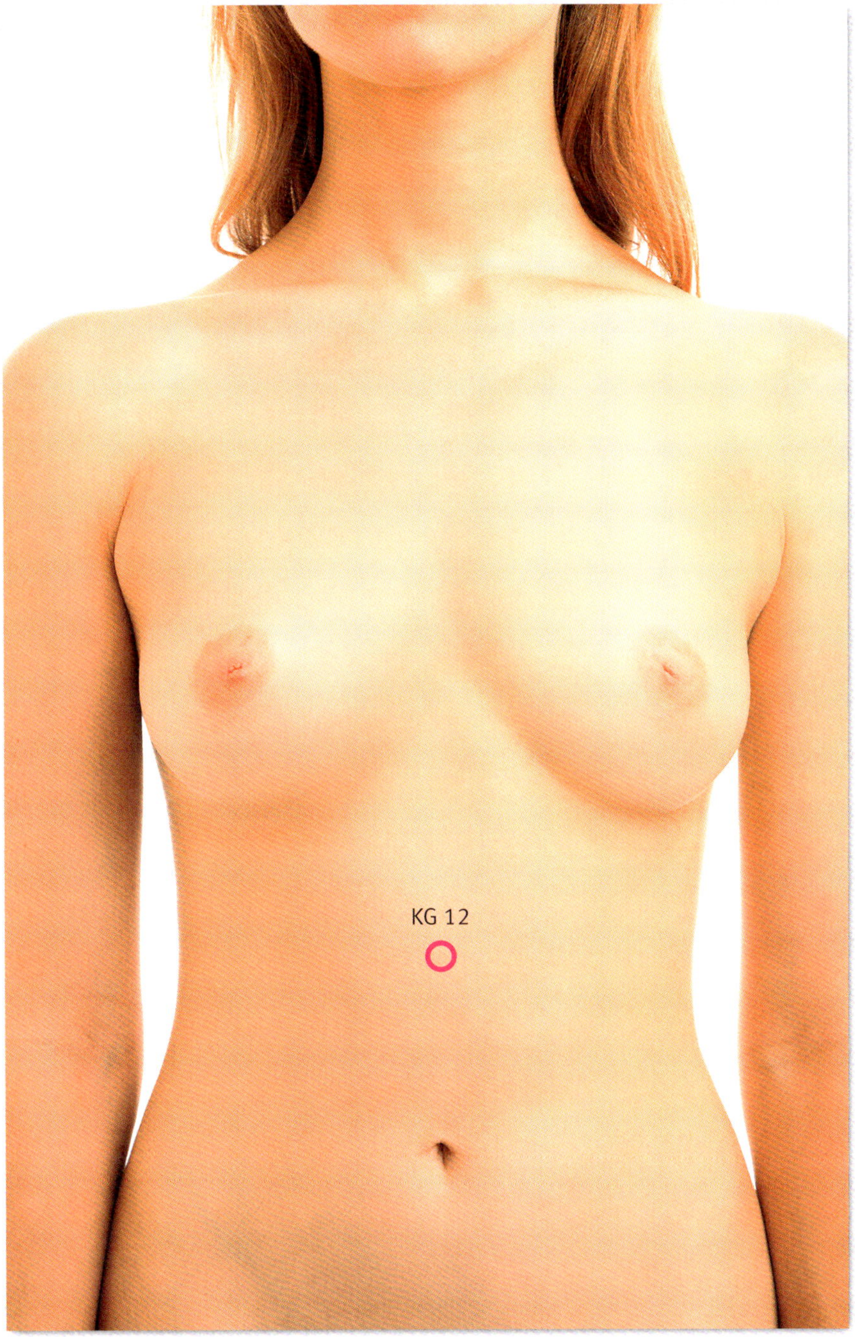
KG 12

Schmerzlinderung während der Geburt

Wo?

- rechts und links: Di 4, Mi 6, Ma 36, Ma 44, Le 3
- Kombination mit Lendenwirbelsäulen-Tape (15), Kreuzdarmbeingelenk-Tape (17)

Psychische Labilität im Wochenbett

Wo?

- rechts und links: Mi 6, Ma 36, He 7, He 3, Le 3
- Kombination mit Brustwirbelsäulen-Tape (14), Lendenwirbelsäulen-Tape (15)

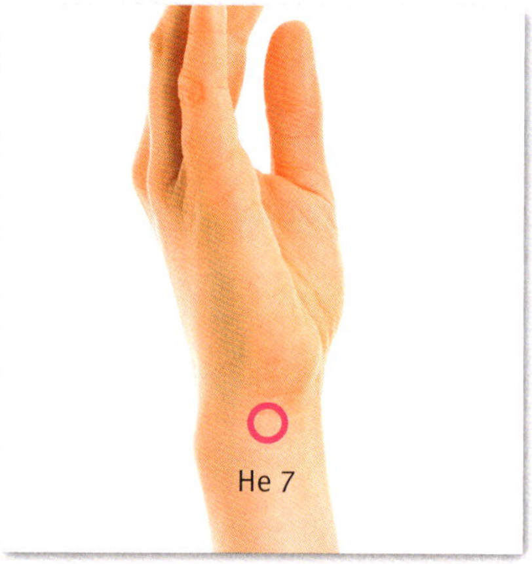

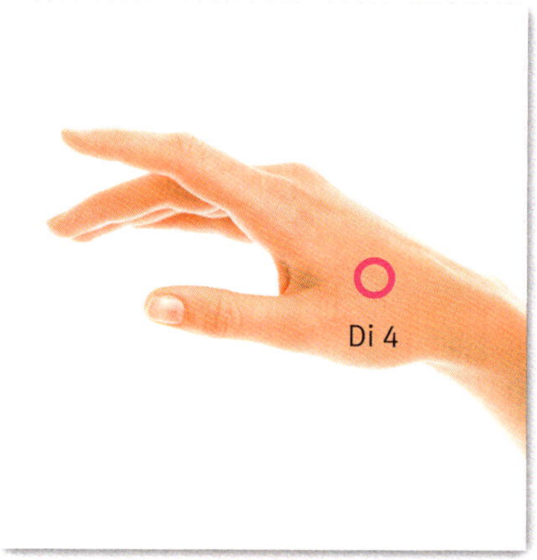

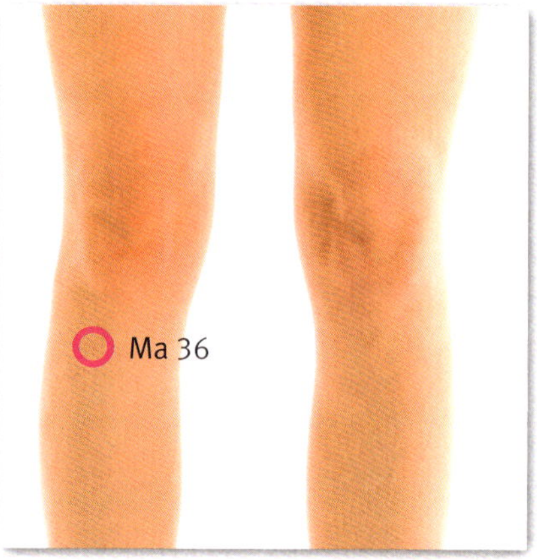

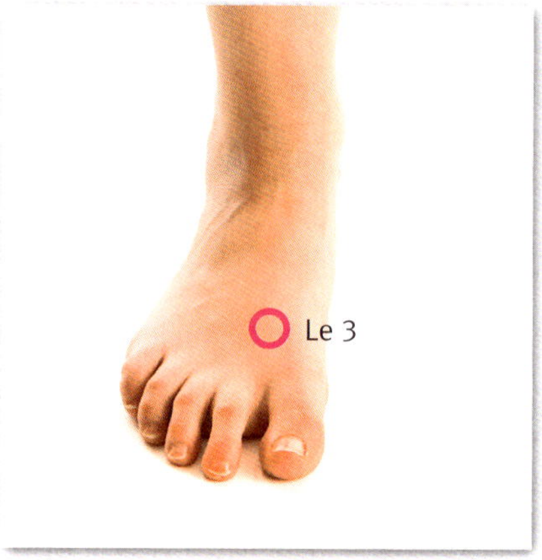

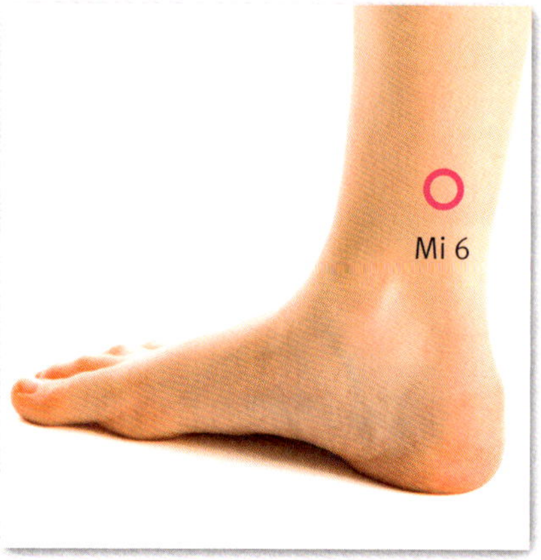

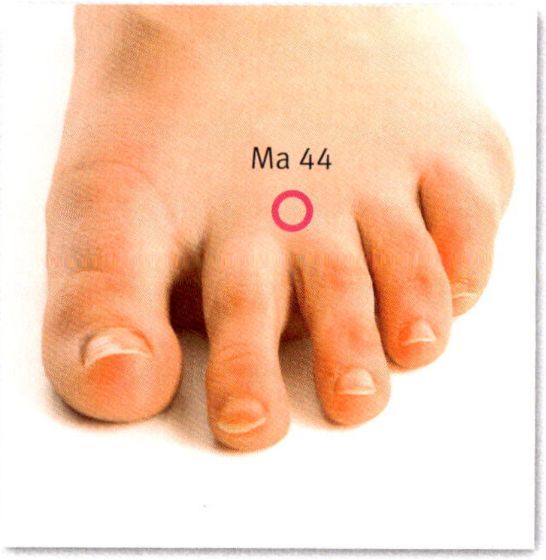

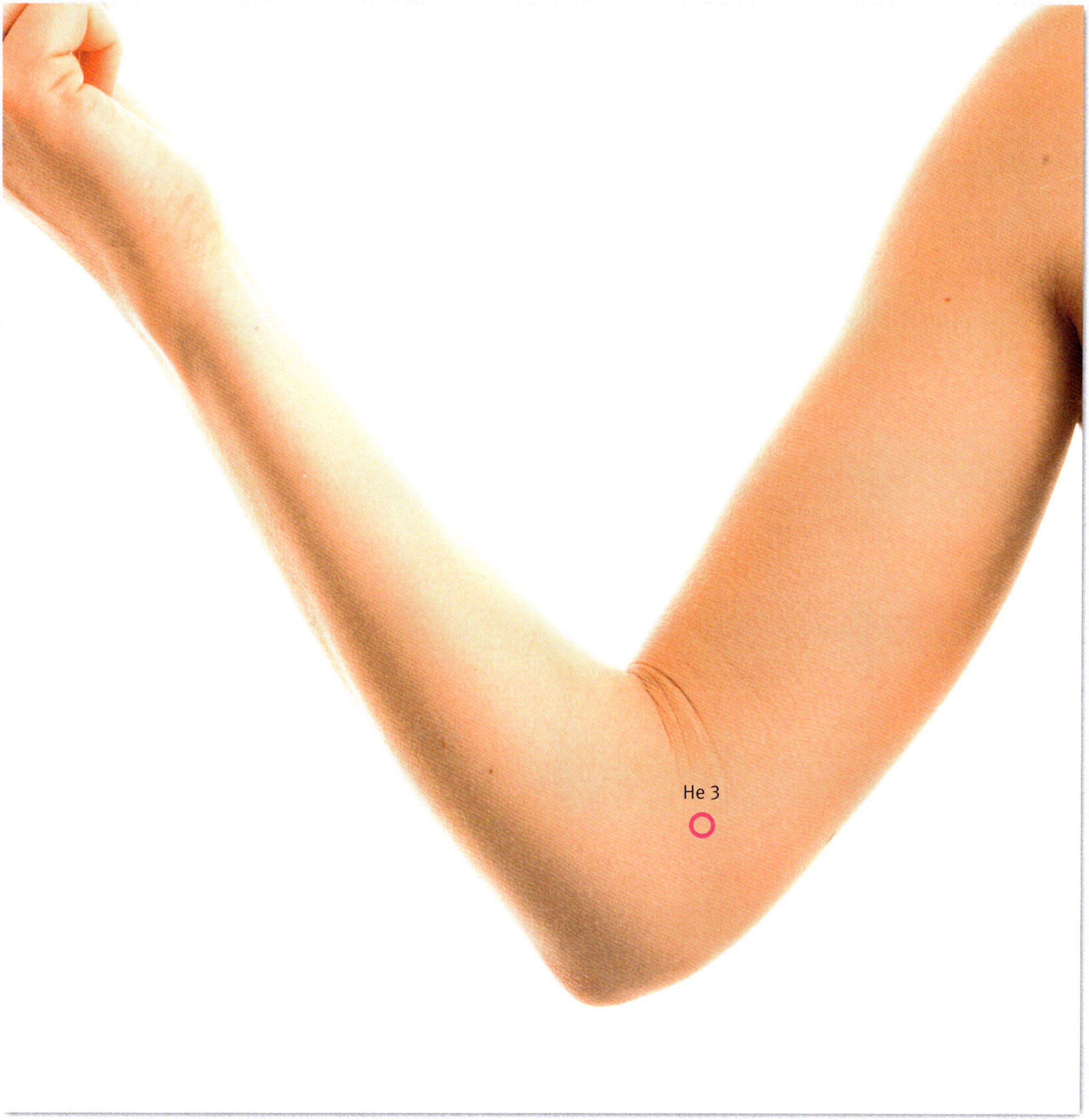
He 3

Funktionsstörungen der Brust

(Milchstau, Schmerz, Entzündung)

Wo?

- rechts und links: Di 4, Ma 15, Ma 16, Ma 18
- Kombination mit Finger- und Handbeuger-Tape (2)
- Mangelnde Milchbildung kann durch Aku-Taping nur selten beeinflusst werden.

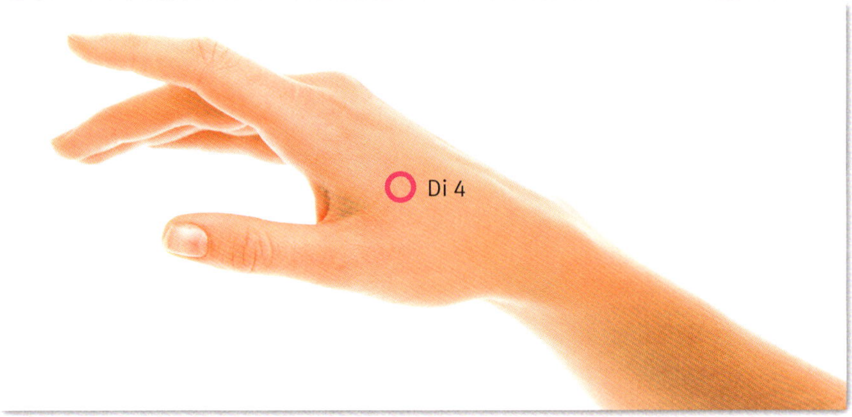

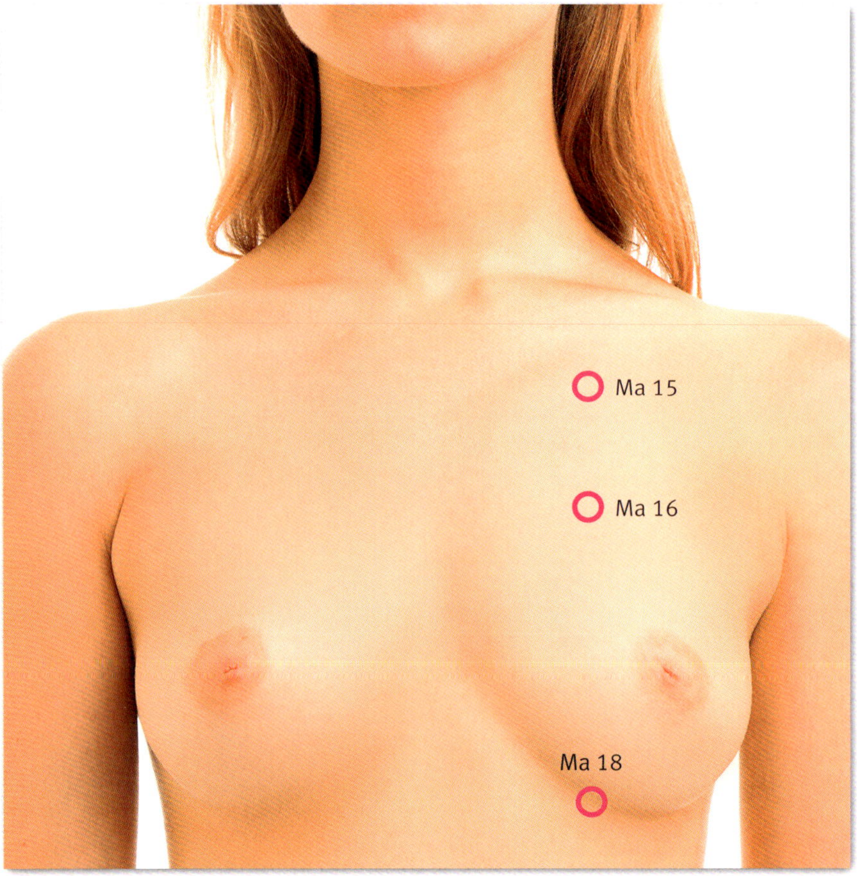

Ekzem
(juckender Ausschlag)

Wo?
- rechts und links: Mi 6, Ma 36, Di 4, Mi 10
- Kombination mit Finger- und Handstrecker-Tape (1), Brustwirbelsäulen-Tape (14), Lendenwirbelsäulen-Tape (15)

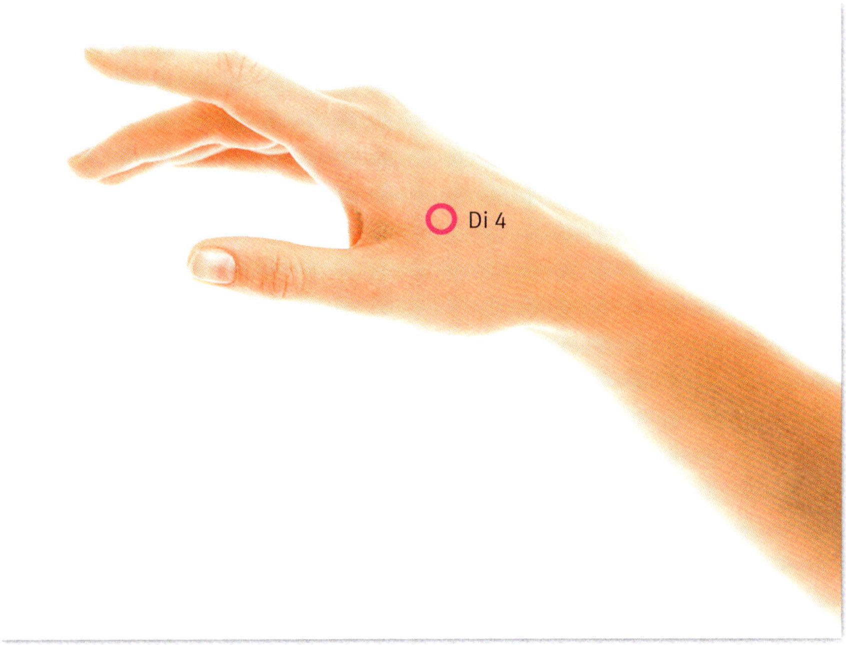

Bluterguss

Wo?
- rechts und links: Mi 6, Mi 10
- Tapen der betroffenen Zone entlang dem Faserverlauf der Muskulatur.

Orangenhaut
(Cellulite)

Wo?
- rechts und links: Mi 6, Ma 36
- Kombination mit Brustwirbelsäulen-Tape (14), Lendenwirbelsäulen-Tape (15)
- Zusätzlich werden die betroffenen Hautareale (z. B. der seitliche Oberschenkel) getapet. Das Tape wird vor dem Kleben maximal gestretcht und etwa alle zwei Tage gewechselt.
- Die Therapie erfolgt intervallartig im zweiwöchentlichen Rhythmus (zwei Wochen Taping, zwei Wochen Pause).

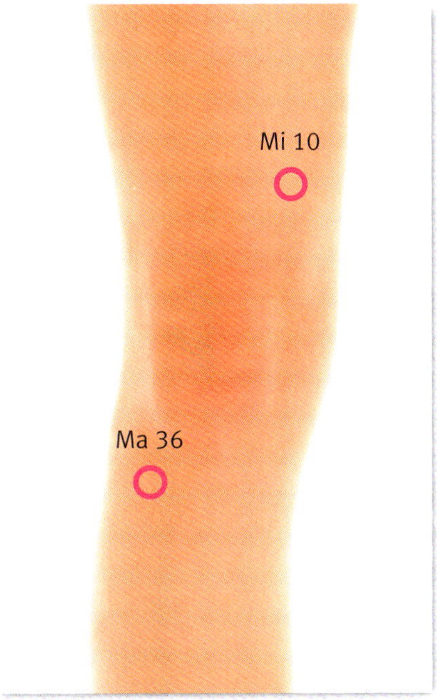

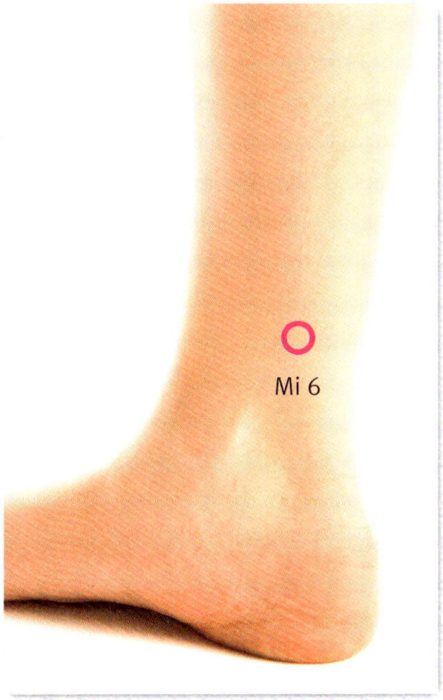

Schwindel

Wo?

- rechts und links: Dü 3, Le 3, Gb 20, 3E 3
- Kombination mit Halswirbelsäulen-Lymph-Tape (13), Halswirbelsäulen-Tape (12)

Tinnitus

(Ohrgeräusche)

Wo?

- rechts und links: Le 3, Gb 20, 3E 3, 3E 17 (hinter dem Ohrläppchen), 3E 21, Dü 19, Gb 2
- Kombination mit Halswirbelsäulen-Lymph-Tape (13)

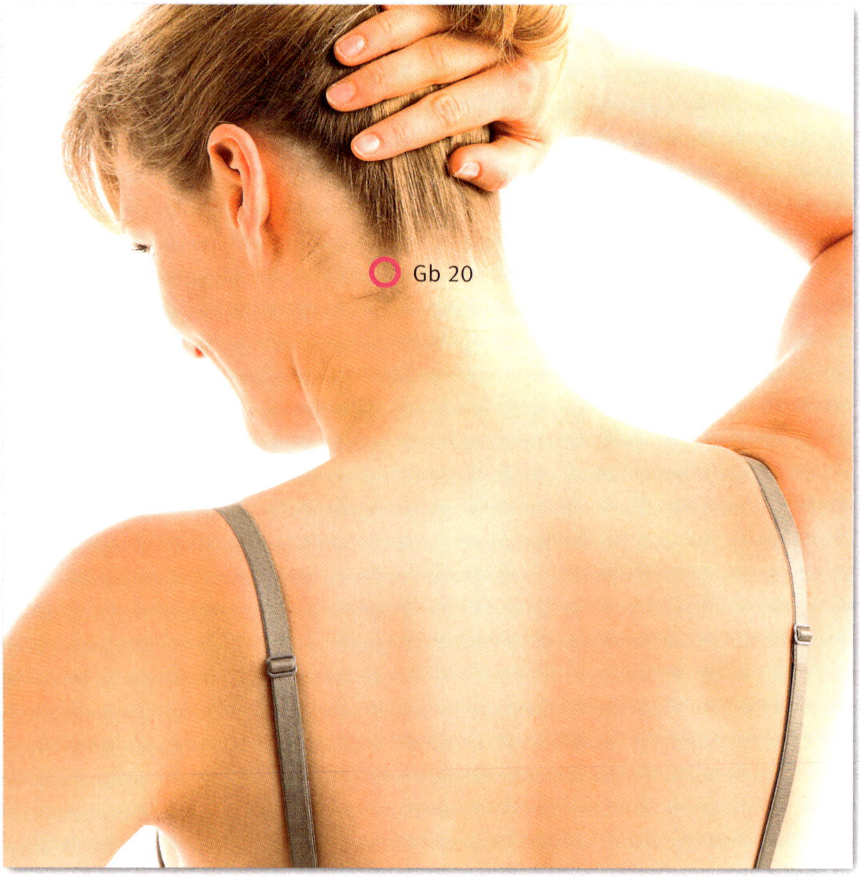

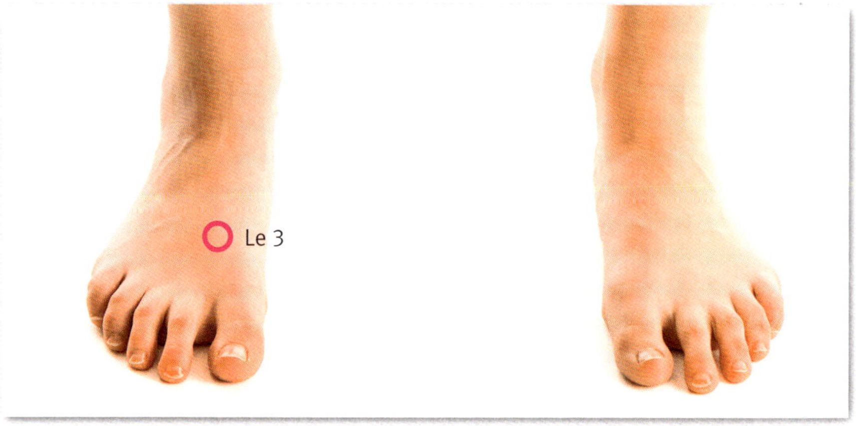

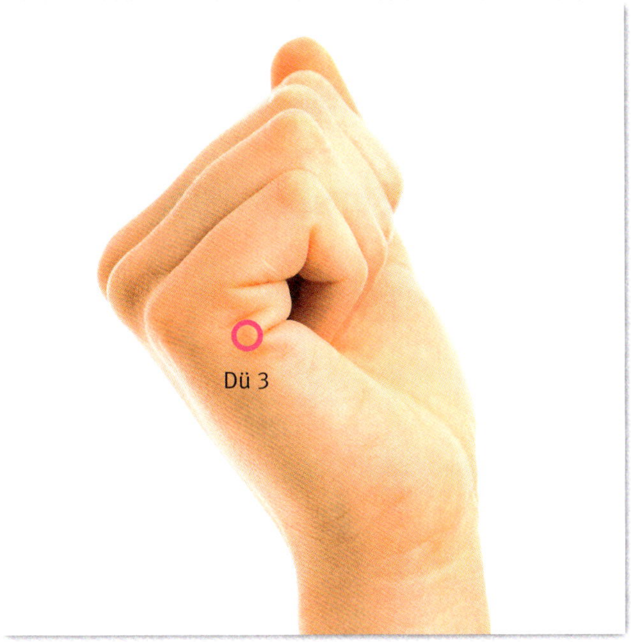
Dü 3

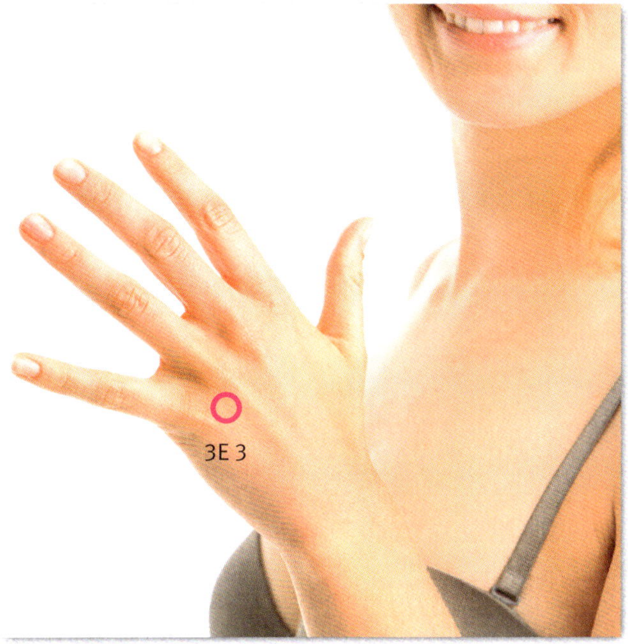
3E 3

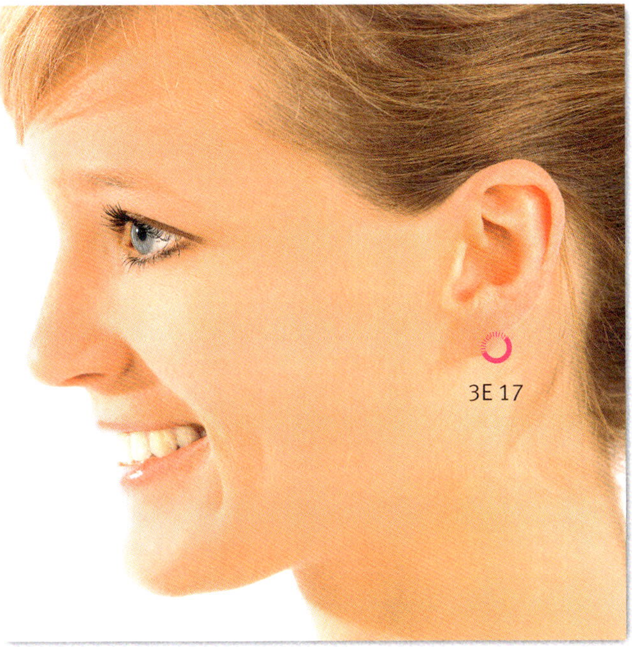
3E 17

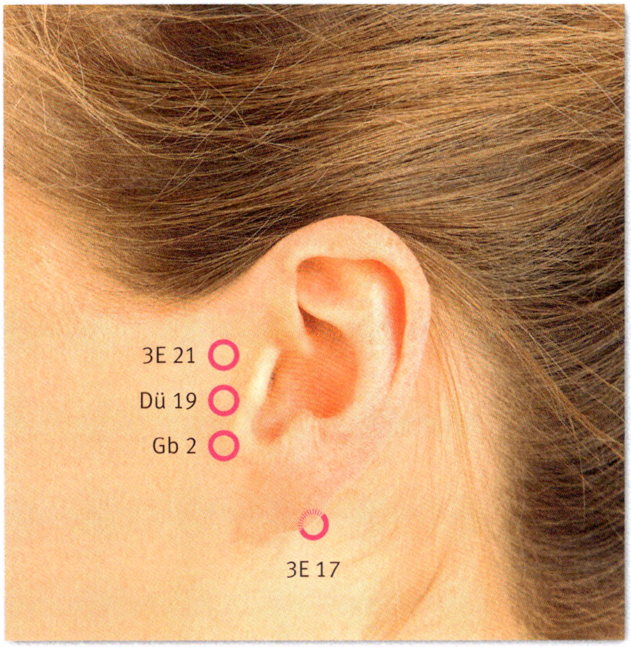
3E 21
Dü 19
Gb 2
3E 17

Wie finden Sie den ausgebildeten Therapeuten für Aku-Taping?

In Deutschland gibt es bislang weder für die Akupunktur-Behandlung noch für die Aku-Taping-Behandlung allgemein verbindliche Qualitätsstandards. Für den Patienten ist es somit vor Behandlungsbeginn nur schwer zu beurteilen, wie gut die Behandlung sein wird, in die er sich begibt.

Wir möchten Ihnen hier einige Qualitätsstandards, die wir für wichtig und erforderlich halten, erläutern, um Ihnen so die Wahl des richtigen Therapeuten zu erleichtern.

1. Grundsätzlich sollte der behandelnde Arzt eine fundierte Ausbildung haben, zum Beispiel als Facharzt für Allgemeinmedizin (Praktischer Arzt) oder als Facharzt für Orthopädie, Innere Medizin oder zum Beispiel Neurologie. Weiter ist es wichtig, dass sich der jeweilige Arzt intensiv mit naturheilkundlichen Erkenntnissen und Behandlungsmethoden befasst hat. Dies lässt sich meist daran feststellen, dass der Arzt eine Zusatzbezeichnung führt. Wir halten folgende Zusatzbezeichnungen für besonders geeignet, Ihnen die Wahl des richtigen Therapeuten zu erleichtern: Naturheilverfahren, Homöopathie, Chirotherapie, Sportmedizin, Rehabilitative Medizin, physikalische Therapie, spezielle Schmerztherapie. Aus der jeweiligen Zusatzbezeichnung, deren Führung eine zeitlich aufwendige Weiterbildung erfordert, erschließen sich Ihnen die Schwerpunkte der Behandlungstätigkeit der Praxis.

2. Unabdingbare Voraussetzung für das richtige Durchführen des Aku-Tapings ist eine fundierte Ausbildung in Akupunktur und Chinesischer Medizin. Die Zusatzbezeichnung Akupunktur sollte Mindestvoraussetzung sein. Diese Bezeichnung darf führen, wer eine 200 Stunden umfassende Ausbildung in Akupunktur abgeschlossen hat. Das sogenannte Akupunktur-B-Diplom, das einer 350 Stunden umfassenden Vollausbildung in Akupunktur entspricht, ist wünschenswert.
Fragen Sie Ihren behandelnden Arzt nach seinen Zusatzqualifikationen. Ein entsprechend ausgebildeter und fortgebildeter Arzt bzw. eine solche Ärztin wird Ihnen gerne Auskunft über seinen bzw. ihren Ausbildungsweg geben.

3. Ein weiteres wichtiges, wenn auch bisher wenig verbreitetes Qualitätsmerkmal einer Arztpraxis ist die Zertifizierung, wie wir sie vor allem aus der Industrie kennen. Es gibt aber auch Ärzte, die über solche Zertifikate verfügen, das heißt, sie haben ihren gesamten Praxisablauf zertifizieren lassen. Dies halten wir für ein weiteres Kriterium für die Beurteilung der Qualität einer Praxis.

4. Bei der Suche nach dem richtigen Therapeuten sind Ihnen auch die Landesärztekammern behilflich, die meist über Informationen verfügen, welche Ärzte eine Akupunkturausbildung abgeschlossen haben und über die Zusatzbezeichnung Akupunktur verfügen. Ferner besteht die Möglichkeit, über das Internet unter entsprechenden Suchbegriffen einen Therapeuten zu finden. Besonders empfehlen können wir hier das Internetportal der unabhängigen Stiftung Gesundheit: www.arztauskunft.de.
Die Auskunft der Ärztekammern finden sie unter
   - www.arztfindex.de

   Interessante Informationen zum Thema Aku-Taping finden sie unter
   - www.akutaping.de

Weitere Internetadressen sind:

- www.daegfa.de
- www.dgfan.de
- www.akupunktur-arzt.de
- www.taping24.de
- www.forschungsgruppeakupunktur.de
- www.tcm.edu
- www.tcm-uni-witten.de
- www.pro-medico-Fortbildung.com
- www.dgtcm.de
- www.tcm-forum.de
- www.akupunktur-aktuell.de

Bezugsquellen

Taping-Material von verschiedenen Herstellern können Sie aus unterschiedlichen Quellen – auch über das Internet – beziehen. Beim Preisvergleich sollten Sie vor allem auf die unterschiedliche Länge der angebotenen Tapes achten. Das vermeintlich billige Tape kann unter Umständen teurer sein, weil nur vier statt fünf Meter auf der Tape-Rolle sind.

Gute und preiswerte Anbieter sind zum Beispiel:

Deutscher Akupunkturvertrieb
Dorfstraße 7 · 25746 Heide
Tel: 0481 – 88472
www.akupunktur-vertrieb.de

Prima-Med GmbH & Co. KG
Eiderhöhe 18-20 · 24582 Bordesholm
Tel: 04322 – 88790
E-Mail: info@prima-med.de

Homeofar GmbH
Wiesenweg 21
24242 Felde

Schlussbemerkung

Die in diesem Buch vorgestellten Tapes können Ihnen bei der Linderung und Heilung von Beschwerden sehr hilfreich sein. Wir denken, dass wir mit dieser Behandlungsmethode gerade dem chronischen Schmerzpatienten die Möglichkeit geben, bei seiner Therapie aktiv mitzuwirken. Und gerade dieses aktive Mitwirken an der Behandlung der eigenen Erkrankung betrachten wir als ersten Schritt zum Behandlungserfolg. Voraussetzung hierfür ist jedoch, dass Sie Ihre Beschwerden zunächst von einem Arzt abklären lassen.

In diesem Sinne wünschen wir Ihnen die nötige Portion kritische Distanz, die Sie bei allen, auch zum Teil spektakulären Erfolgen mit Aku-Taping vor Fehleinschätzungen und Fehlern bewahren kann.

Und natürlich wünschen wir Ihnen viel Erfolg beim Tapen!

Stichwortverzeichnis

Bibliografische Information der Deutschen Nationalbibliothek
Die Deutsche Nationalbibliothek verzeichnet diese Publikation in der Deutschen Nationalbibliografie; detaillierte bibliografische Daten sind im Internet über http://dnb.d-nb.de abrufbar.

Programmplanung: Katja Widmann

Redaktion: Lisa Raß
Bildredaktion: Christoph Frick

Umschlaggestaltung und Innen-Layout: Cyclus · Visuelle Kommunikation, Stuttgart

Umschlagfoto: Doc-stock
Abbildungen im Innenteil:
Lothar Bertrams: S. 27, 36, 100, 102, 103, 104, 105, 106, 107, 108, 109, 110, 111, 113, 114, 115, 116, 117, 118, 119, 120, 121; Doc-stock: S. 3; Fotolia: S. 23, 25, 26; Christoph Frick: S. 34; Image Source: S. 15; Axel Nickolaus: S. 5, 51, 53, 55, 57, 59, 61, 63, 65, 67, 69, 71, 73, 75, 77, 79, 81, 83, 85, 87, 89, 91, 93, 95, 97, 99; Photo Disc: S. 16; sportpoint - stock.adobe.com: S. 21; Fridhelm Volk: S. 4, 8, 11, 19, 30, 42

Die abgebildeten Personen haben in keiner Weise etwas mit den Krankheiten zu tun.

4. Auflage 2019

Printed in Germany
Satz: Cyclus · Media Produktion, Stuttgart
gesetzt in: InDesign CS4
Druck: AZ Druck und Datentechnik GmbH, Kempten

Gedruckt auf chlorfrei gebleichtem Papier

ISBN 978-3-432-10946-6 1 2 3 4 5 6

Auch erhältlich als E-Book:
eISBN (ePub) 978-3-432-10947-3

Wichtiger Hinweis: Wie jede Wissenschaft ist die Medizin ständigen Entwicklungen unterworfen. Forschung und klinische Erfahrung erweitern unsere Erkenntnisse, insbesondere was Behandlung und medikamentöse Therapie anbelangt. Soweit in diesem Werk eine Dosierung oder eine Applikation erwähnt wird, darf der Leser zwar darauf vertrauen, dass Autoren, Herausgeber und Verlag große Sorgfalt darauf verwandt haben, dass diese Angabe dem Wissensstand bei Fertigstellung des Werkes entspricht.

Die Ratschläge und Empfehlungen dieses Buches wurden vom Autor und Verlag nach bestem Wissen und Gewissen erarbeitet und sorgfältig geprüft. Dennoch kann eine Garantie nicht übernommen werden. Eine Haftung des Autors, des Verlages oder seiner Beauftragten für Personen-, Sach- oder Vermögensschäden ist ausgeschlossen.

Geschützte Warennamen (Warenzeichen) werden nicht besonders kenntlich gemacht. Aus dem Fehlen eines solchen Hinweises kann also nicht geschlossen werden, dass es sich um einen freien Warennamen handelt.

SERVICE

Liebe Leserin, lieber Leser,

hat Ihnen dieses Buch weitergeholfen? Für Anregungen, Kritik, aber auch für Lob sind wir offen. So können wir in Zukunft noch besser auf Ihre Wünsche eingehen. Schreiben Sie uns, denn Ihre Meinung zählt!

Ihr TRIAS Verlag
E-Mail Leserservice: kundenservice@trias-verlag.de
Lektorat TRIAS Verlag, Postfach 30 05 04, 70445 Stuttgart,
Fax: 0711 89 31-748